# 何でも調べればわかる今、レジデントノートがめざすもの

創刊 23 年目となったレジデントノート。
皆さまの声を聞きながら、
「研修医が現場で困っていること」や「意外と教わらないこと」、
「研修中に必ず身につけたいこと」を取り上げます。

そして、研修医に必要なことをしっかり押さえた、
具体的でわかりやすい解説を大切にします。

救急外来や病棟はもちろん、新しい科をローテートするとき、
あるテーマについて一通り勉強したいときも
ぜひ本誌をご活用ください。

私たちはこれからも読者の皆さまと
ともに歩んでいきます。

## 研修医を応援する単行本も続々発刊！

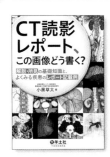
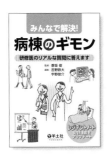
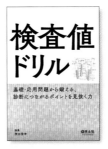
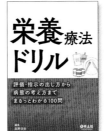
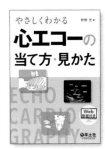

羊土社

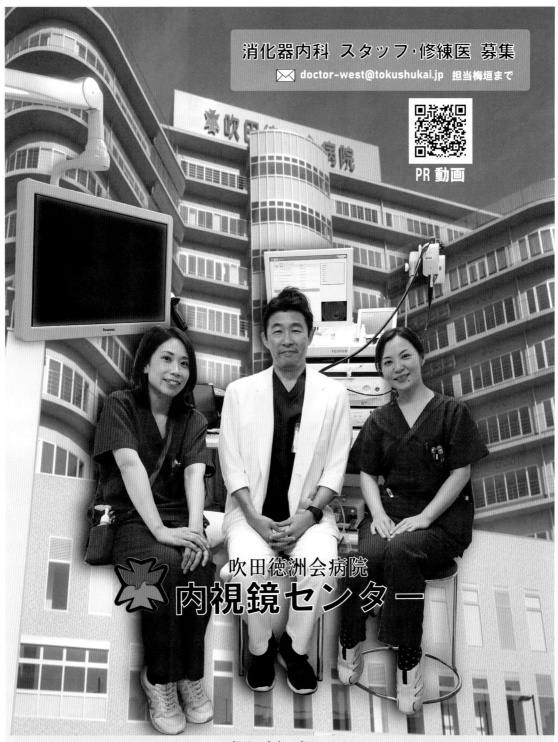

消化器内科 スタッフ・修練医 募集

✉ doctor-west@tokushukai.jp 担当梅垣まで

PR 動画

吹田徳洲会病院
内視鏡センター

部長 吉永 寛

| | |
|---|---|
| 日本消化器病学会専門医制度認定施設 | 日本消化器病学会専門医・指導医 |
| 日本消化器内視鏡学会指導施設 | 日本消化器内視鏡学会専門医・指導医 |
| 日本内科学会認定教育関連病院 | 日本消化器がん検診学会認定医・指導医 |
| 日本プライマリ・ケア連合学会認定 | 日本内科学会総合内科専門医・指導医 |
| 　家庭医療後期研修プログラム（ver.2.0） | 日本プライマリ・ケア連合学会認定医・指導医 |

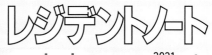

# contents

2021 Vol.23-No.1 4

2021
Vol.23-No.1 4

**特集**

# 心電図のキホン
# 救急で使いこなそう！

研修医がよく遭遇する7つの主訴を前にして、
どこに焦点を絞るのか、どう対応すべきかがわかる！

編集／矢加部大輔（国立病院機構 九州医療センター 循環器内科）

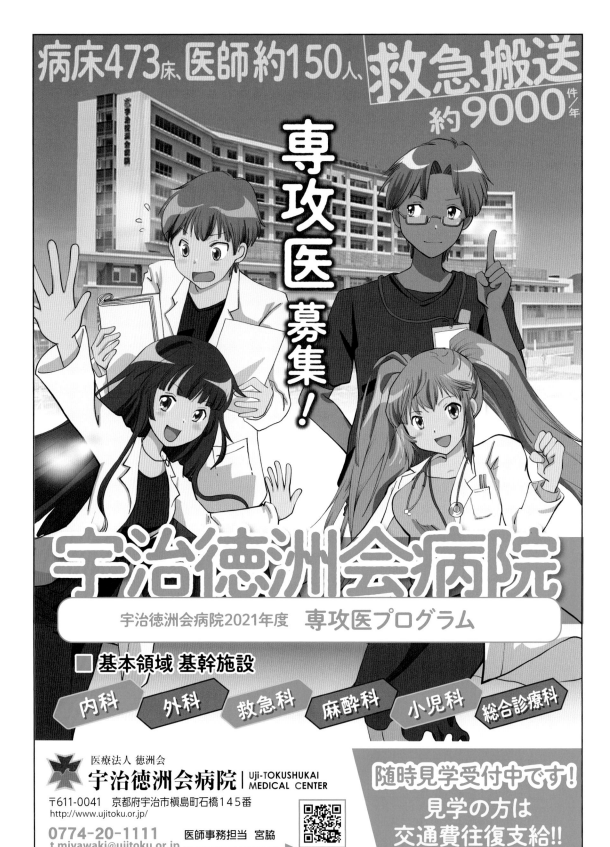

4

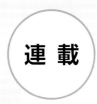

# 連載

レジデントノート
contents
2021 4
Vol.23-No.1

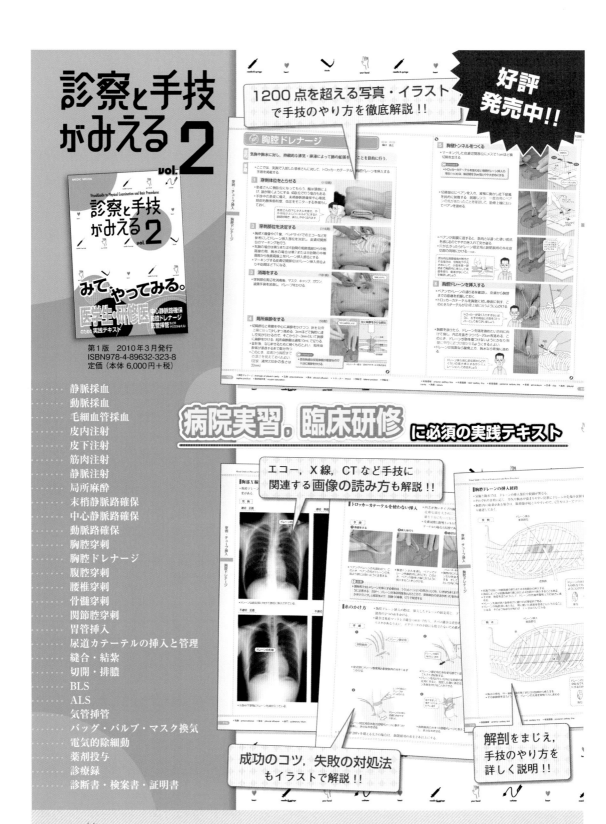

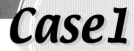

# 実践！画像診断 Q&A - このサインを見落とすな

## Case1

[救急画像編]

WEBで読める！

### 心窩部痛および右下腹部痛を訴える20歳代女性

（出題・解説）山内哲司

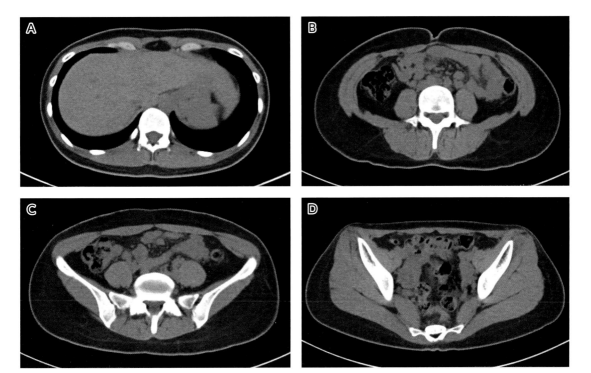

**図1 腹部単純CT（軸位断）**
A〜D）頭側から順にランダムな4スライスを提示．

---

**病歴**

症例：20歳代女性．
病歴：今朝から軽度の嘔気と心窩部痛を認め受診．
既往歴：特になし．
身体所見：体温36.1℃．心窩部に鈍痛，右下腹部に圧痛あり．反跳痛は認めない．血液検査上，大きな変化なし．

**問題**

### Q1：腹部単純CT（図1）の所見は何か？

本症例はweb上での連続画像の参照を強く推奨します．

Satoshi Yamauchi
（奈良県立医科大学 放射線科・総合画像診断センター）

web上にて本症例の全スライスが閲覧可能です．

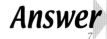

| ある1年目の研修医の診断 |
|---|
| 異常がわかりません．病歴からは虫垂炎を考えたいのですが，それらしい所見も見つけられません． |

**解答** 明らかな異常所見なし（臨床診断：便秘症の疑い）

A1：上行結腸内腔には，明らかに病的とはいえないが便塊が比較的目立つ．右骨盤内に正常虫垂が同定される（図1D ▶）．

**解説**

今回は，はっきりした症状の原因が指摘できず，正常虫垂の同定を目的とした症例を提示した．これは歴史ある本コーナーでも，初の試みである．本症例のように虫垂炎を疑う病歴の患者に対してCTを撮影したものの，虫垂炎を疑う所見が見つからないことはよくある．その際に「本当に虫垂炎でない」のか「自分が虫垂炎の所見を見つけられないだけ」なのか，しばしば悩み，困ることがあるかと思う．

著者はたくさんの初期研修医と話す機会があるが，虫垂炎の画像診断は常に彼らの大きなテーマである．それと同時に，実は画像診断医の我々でも悩むことがよくある．CTで正常虫垂を同定できると，ひとまず「虫垂炎の可能性は低いだろう」と判断を大きく前進させることが可能となるため，正常虫垂の同定を今回のテーマとしてとり上げた．なお本症例は患者の再受診がなく，「便秘症の疑い」として診療が終了した．

虫垂は盲腸から連続し，盲端に終わる管状の構造で，太さは5 mm前後，長さは5〜10 cm程度であることが多い．当然これは個人差があるため，あくまでも目安である．腹腔内脂肪に乏しい場合には周囲の消化管などの構造と離れておらず，同定が難しいこともしばしばあるが，日頃からの練習が何よりも大切である．

見つけ方については，まず慣れるまでは肛門からS状結腸，下行結腸と順に追跡していき，上行結腸を下降していく癖をつけたほうがよいだろう．上行結腸と連続する回腸を同定し，その分岐部（図1C▶）より尾側（つまりこの部分が盲腸）から出る細い管状の構造が同定できれば，虫垂である可能性が高い．またこのとき，必ず盲端で終わることを確認したほうがよい．虫垂内腔は盲腸内と連続しており，正常であれば内腔に空気が認められることが多い（図1D▶，ない場合もある）．細い線状・管状の空気濃度を盲腸の周囲に認めた場合，虫垂の可能性が高いことから，このような「線状の空気」を見つけることに注力するのもよいだろう（図2▶，図3▶）．上行結腸の固定不良があると右下腹部に存在しない場合もあるため，いきなり右骨盤内から探すと迷子になることがあり注意が必要だ．

以前から，初期研修医たちより「正常虫垂の同定法を習得したい」という声がとても多く寄せられていたため，今回は変則的にこのようなテーマとした．次回以降は，今まで通りにさまざまな疾患を扱っていくつもりである．

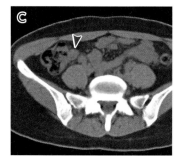

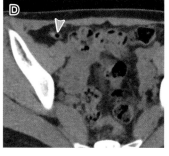

**図1 腹部単純CT（軸位断）**
C）肝湾曲部から上行結腸を尾側にたどっていくと，内側から回腸が分岐することが確認できる（▶）．

D）右骨盤内に内部に空気を含む管状の構造が認められ，正常虫垂と考えられる（▶）．周囲には腸間膜脂肪と考えられる脂肪濃度が認められる．

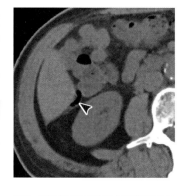

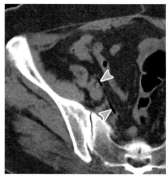

**図2 別症例の腹部単純CT（軸位断）①**
虫垂の位置はさまざまで，この症例では肝下面に認められた（▶）．線状の空気が目印になる．

**図3 別症例の腹部単純CT（軸位断）②**
本症例では骨盤内の背側を横断するように連続する虫垂が認められ，先端はほぼ正中に達する（▶）．

本コーナーはオンラインでもご覧いただけます：www.yodosha.co.jp/rnote/gazou_qa/index.html

# 健診異常を主訴に受診した60歳代女性

（出題・解説）川述剛士，山口哲生

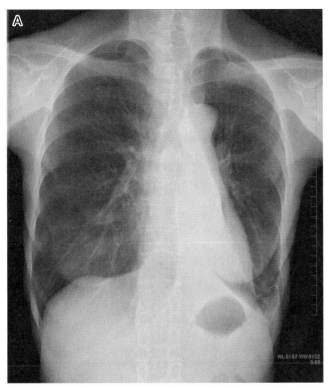
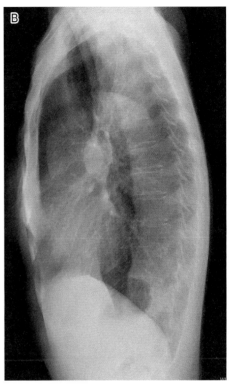

図1　来院時の胸部X線写真
A）正面像，B）側面像.

症例：60歳代女性.

既往歴：2型糖尿病.　喫煙歴：現喫煙者，18歳から15本／日.

常用薬：サキサグリプチン，エンパグリフロジン，メトホルミン，ピタバスタチン.

現病歴：自覚する呼吸器症状は特に認めなかったが，健診で撮影した胸部X線写真で異常を指摘され，精査加療目的に当院紹介受診となった.

身体所見：意識清明，体温37.4℃，脈拍数96回／分・整，血圧136/82 mmHg，呼吸数18回／分，SpO2 97 %（室内気）.　肺音；左肺で吸気時のrhonchiを認めた.

血液検査：WBC 14,600/μL（Neut 87.2 %，Lym 7.6 %），Hb 13.2 g/dL，Plt 37.9万／μL. TP 6.9 g/dL，Alb 3.9 g/dL，BUN 18.1 mg/dL，Cr 0.49 mg/dL，AST 13 IU/L，ALT 8 IU/L，LDH 212 IU/L，CRP 0.68 mg/dL.

問題

**Q1：胸部X線写真（図1）の異常所見からどのような病態を考えるか？**

**Q2：原因となる疾患は，何を考えるか？**

Takeshi Kawanobe[1]，Tetsuo Yamaguchi[2]（1 JR東京総合病院 呼吸器内科，2 新宿つるかめクリニック）

Answer

## 肺腺癌による左下葉無気肺

解答

**A1**：気管，縦隔が左側に偏移し，心陰影に重なるように三角形の陰影を認め，下行大動脈とのシルエットサインが陽性であり，左下葉無気肺の所見である．側面像では虚脱した左下葉の陰影を反映して，椎体後面のあたりから肋骨横隔膜角にかけて透過性の低下を認めている．

**A2**：左の主気管支から分岐するはずの下葉枝が認められず（図1A ➡），無気肺の内部に air bronchogram もみられないことから，下葉枝の中枢部分を閉塞させる病変を考える．左下部気管傍リンパ節（#4L）がある部位から無気肺のラインが連続してつながっており（図1A ➡），#4Lリンパ節の腫大と肺門部腫瘤があるため，その下方の無気肺と連続していると推測できる．これらより左肺門部腫瘤により左下葉無気肺が起きていると考えられ，気管支鏡検査で肺腺癌が原因と診断した．

解説　　無気肺は，その形成機序により閉塞性，受動性，圧迫性，癒着性，瘢痕性などに分類されるが，画像診断では閉塞性か非閉塞性（受動性，圧迫性，癒着性，瘢痕性）に分けて考える[1]と理解しやすい．肺葉単位の大きなものから肺野末梢の小さなものまでいずれも同じ無気肺として分類されるが，本例は左下葉全体の大きな無気肺で，内部に air bronchogram も伴わないことから閉塞性の機序を考える（図1）．閉塞性無気肺の原因は腫瘍性疾患，痰，異物などがあげられ，本例は肺腺癌が原因であった．

　両側下葉は肺門と下肺靭帯により固定されているため，無気肺となる場合には major fissure が内側後方へと偏位し，縦隔側に接するように肺が虚脱する（図2）．そのため左下葉無気肺の場合は，胸部X線写真正面像で心陰影の裏に重なるように縦隔に接する三角形の陰影を形成する（図3）．また虚脱した部分に air bronchogram を伴わないことも特徴である．胸部CT写真からは，#4Lのリンパ節腫大（図4A），肺門部の腫瘤性病変とそこにつながる左下葉無気肺（図4B）が起きていることがわかる．

　肺葉無気肺は肺葉ごとに特徴的な胸部X線像を示すため，それぞれのパターンを押さえておくことが重要である．

### 文献
1）負門克典：無気肺．呼吸器ジャーナル，68：106-112，2020
2）栗原泰之：無気肺を極めよう．「新 胸部画像診断の勘ドコロ」（高橋雅士／編），pp69-77，メジカルビュー社，2014

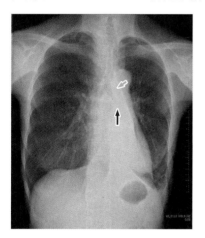

**図1A　来院時の胸部X線写真**

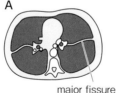 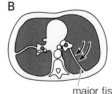

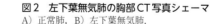

major fissure が内側後方へと移動．

**図2　左下葉無気肺の胸部CT写真シェーマ**
A）正常肺，B）左下葉無気肺．

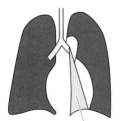

心陰影に重なるように三角形の陰影を呈する．

**図3　左下葉無気肺の胸部X線写真シェーマ**

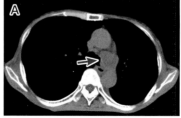 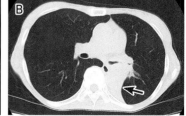

**図4　来院時の胸部単純CT写真**
A）縦隔条件，#4Lのリンパ節腫大（➡），B）肺野条件，左下葉無気肺（➡）．

本コーナーはオンラインでもご覧いただけます：www.yodosha.co.jp/rnote/gazou_qa/index.html

# CASIO

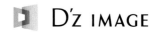
D'z IMAGE

## 知識を高め、スキルを磨く
### ダーモスコピー学習用サービス

登録・利用
**無料**

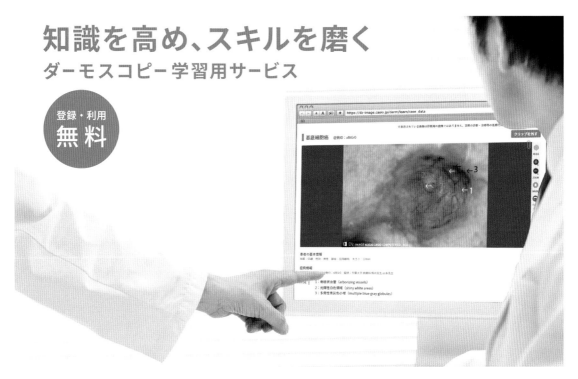

医工連携による共同開発で生まれた、信頼の無料学習用サービス。多数の症例・所見をもとにした
トレーニングを可能にし、ダーモスコピーを学ぶ医師を多角的に支援します。

| 皮膚構造の基礎を学ぶ | 毎日の学習でスキルを向上 |
|---|---|
| **学習コンテンツ** | **診断トレーニング** |
| 貴重な症例画像が2,500件以上 | 重要な所見を見やすく |
| **症例データベース** | **画像解析ツール** |

**無料会員登録はこちら**
**https://dz-image.casio.jp/derm/**

※ご利用条件:「ダーモスコピー学習用サービス」は、医療関係者
向けの教育/学習用途の会員制クラウドサービスです。本サービスや
本サービスで生成した画像等を診断・治療等の医療行為に使用する
ことはできません。

---

## 皮膚の観察を、はやく、簡単に、精細に

### 皮膚観察/撮影用デジタルカメラ
**ダーモカメラ | DZ-D100** 価格 ¥218,900 (税抜 ¥199,000)  記録

● 一般医療機器(クラスI) 特定保守管理医療機器
　医療機器届出番号:06B2X10006000001

| **1台2役** | 通常撮影&接写撮影 |
| **ワンシャッターで** | 偏光/非偏光/UV撮影 |
| **病変サイズを測る** | スケール表示 |

2019 日経優秀製品・サービス賞 優秀賞 / iF DESIGN AWARD 2020 / GOOD DESIGN AWARD 2020 BEST 100

### 皮膚観察用スコープ
**ダーモスコープ | DZ-S50** 価格 ¥76,780 (税抜 ¥69,800)  観察

● 一般医療機器(クラスI) 特定保守管理医療機器
　医療機器届出番号:06B2X10006000002

| **細部までくっきり** | 大口径レンズ |
| **使いやすい** | 形状・デザイン |
| **ワンタッチで** | 偏光/非偏光切り替え |

GOOD DESIGN AWARD 2020 BEST 100

製品の詳細およびご購入はこちら
https://dz-image-store.casio.jp/
[ ダーモカメラ 検索 ]

---

**カシオ計算機株式会社**
〒151-8543 東京都渋谷区本町1-6-2

機能・操作・購入先等の
ご相談
**03-5334-4613** 〈受付時間〉月曜日〜金曜日 AM9:00〜PM5:00(土・日・祝日・弊社指定休業日は除く)

*11*

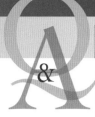

# 医薬品副作用被害救済制度

医薬品を適正に使用したにもかかわらず、その副作用により重篤な健康被害が生じた場合に、医療費などの給付を行う医薬品副作用被害救済制度。その活用には医師や医療機関の協力が欠かせない。同制度の概要と医師が果たすべき役割について、独立行政法人医薬品医療機器総合機構（PMDA）救済管理役の本間敏孝氏に聞いた。

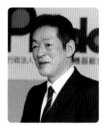

医薬品医療機器総合機構救済管理役 **本間 敏孝**氏

## Q1 医薬品副作用被害救済制度とは？

**A** 医薬品及び再生医療等製品（医薬品等）は、医療上必要不可欠なものとして国民の生命、健康の保持増進に大きく貢献しています。一方、医薬品等は有効性と安全性のバランスの上に成り立っているものであり、副作用の予見可能性には限度があること等の医薬品のもつ特殊性から、その使用に当たって万全の注意を払ってもなお発生する副作用を完全に防止することは、現在の科学水準をもってしても非常に困難です。

また、これらの健康被害について、民法ではその賠償責任を追及することが難しく、たとえ追及することができても多大な労力と時間を費やさなければなりません。

医薬品副作用被害救済制度は、医薬品等を適正に使用したにもかかわらず発生した副作用による健康被害を受けた方に対して、医療費等の給付を行い、被害を受けた方の迅速な救済を図ることを目的として、1980年に創設された制度であり、医薬品医療機器総合機構法に基づく公的な制度です。創設され40年たちましたが、一般国民のみなさま、医療関係者のみなさまともに、まだ十分に知られているとは言えない状況です。

## Q2 救済対象となる健康被害は？

**A** 1980年5月1日以降、医薬品を適正に使用したにもかかわらず発生した副作用により、入院治療が必要な程度の重篤な疾病、日常生活が著しく制限される以上の障害等になります。

ここでいう医薬品とは、日本で承認され、病院で処方されたり薬局で購入できるすべての医薬品を指しますが、抗がん剤など、一部対象除外となる医薬品があります。

また、2004年4月1日から、生物由来製品等を適正に使用したにもかかわらず発生した感染等により、入院治療が必要な程度の疾病や日常生活が著しく制限される程度の障害等の健康被害が生物由来製品感染等救済制度として対象になりました。

再生医療等製品については2014年11月25日以降に使用した製品による健康被害については、医薬品副作用救済制度と生物由来製品感染等救済制度の対象となっています。

## Q3 救済対象にならないのはどんな場合ですか？

**A** 副作用救済給付の対象にならないのは次の5つの場合です。

1 ワクチン接種など法定予防接種を受けたことによるものである場合。予防接種の被害については、別に予防接種健康被害救済制度があります。ただし、法定予防接種ではなく、任意に予防接種を受けたことによる健康被害は対象になります。

2 医薬品等の製造販売業者などに損害賠償の責任が明らかな場合。

3 救命のためやむを得ず通常の使用量を超えて医薬品等を使用したことによる健康被害で、その発生が予め認識されていた等の場合。

4 対象除外医薬品による健康被害の場合。

5 医薬品等の副作用のうち健康被害が入院治療を要する程度ではない場合や日常生活が著しく制限される程度の障害でない場合、請求期限が経過した場合、医薬品等の使用目的・方法が適正であったとは認められない場合。

## Q4 副作用救済給付の種類や給付額は？

**A** 副作用救済給付は「医療費」「医療手当」「障害年金」「障害児養育年金」「遺族年金」「遺族一時金」「葬祭料」の7種類です。

副作用により健康被害を受け、入院を必要とする程度の医療を受けた場合には「医療費」「医療手当」が支給されます。「医療費」は疾病の治療に要した費用となっています。健康保険等による給付の額を差し引いた自己負

担分を実費補償するというものです。

## Q5 副作用救済給付の請求の流れは？

**A** 副作用救済給付の請求は、健康被害を受けた本人や死亡した場合はその遺族のうち最優先順位の人が請求書に診断書などの必要な書類を添えてPMDAに直接行うことになっています（図1）。

医薬品等の副作用による健康被害者の救済には、発現した症状及び経過とその原因とみられる医薬品等との因果関係等を検討できる資料が必要です。そのため、医師の診断書、投薬・使用証明書をPMDAに提出する必要があります。診断書等の作成については基本的に担当医師が行うことになります。副作用の治療を行った病院が2か所以上の場合は、それぞれの病院の担当医師の診断書が必要です。

また、診断書は、副作用救済給付の種類及び発生した副作用の症状により様式が異なっており、それぞれの種類、症状に応じたものが必要となります。

なお、請求書、診断書などの用紙はPMDAに備えてあり、健康被害を受けた本人やご家族、医師等からの申し出に応じて無料でお送りしますが、PMDAのホームページからもダウンロードして使用することができます。

## Q6 医師や医療機関はどう関われば？

**A** 救済給付を請求する場合は、発現した症状及び経過と、それが医薬品を使用したことによるものだという関係を証明しなければなりません。そのためには、副作用の治療を行った医師の診断書や処方を行った医師の投薬・使用証明書、あるいは薬局等で医薬品を購入した場合は販売証明書が必要となります。

請求者はそれらの書類の作成を医師等に依頼しますので、その作成にご協力いただければと思います。また、医療費・医療手当を請求する場合は、副作用の治療に要した

費用の額を証明する受診証明書も必要となりますので、こちらも医療機関に作成して頂く必要があります。

いずれの書類の作成も業務がお忙しい中、ご負担であることは理解しておりますが、医薬品等の副作用によって健康被害に遭われた方がこの制度を利用する為には、医療関係者の皆様の協力が必要不可欠です。健康被害に遭われた方の救済の為、診断書や投薬・使用証明書などの作成にご協力ください。

医療現場でご活躍のみなさまがこの救済制度についてご理解いただき、患者さんと救済制度との「橋渡し役」となっていただければと思います。

## Q7 医療関係者向けにはどんな広報活動を？

**A** 制度広報の一環として、医療機関や自治体などに、PMDA職員を講師として派遣し、医療関係者などを対象とした講演を出前講座として行っております。

さらに、今般、現下の新型コロナウイルス感染拡大の情勢に鑑み、出前講座で使用しているスライドを使ったeラーニング用コンテンツを作成し、10月20日より医薬品副作用被害救済制度の特設サイト（https://www.pmda.go.jp/kenkouhigai_camp/）の「医療関係者の皆様へ」の中から視聴できるようにいたしました。

こちらの活用も医療機関で是非ご検討いただきたいと考えています。

**図2** 医療従事者向けeラーニングの画面

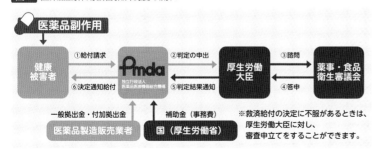

**図1** 医薬品副作用被害救済制度の流れ

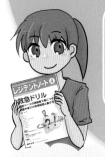

信頼されて23年

# レジデントノートは
## 2021年も
## 研修医に寄りそいます！

レジデントノートの
# 年間定期購読

発行後すぐ
お手元に

送料無料※1

年間を通して満遍なく
勉強できる！

## 4つのプランで随時受付中！

| 冊子のみ | WEB版（通常号のみ）購読プラン |
|---|---|
| 通常号(月刊12冊) 定価**26,400**円<br>(本体24,000円+税10%) | ☐ 通常号(月刊12冊) + WEB版 定価**30,360**円<br>(本体27,600円+税10%) |
| 通常号(月刊12冊)<br>+ 増刊(6冊) 定価**57,420**円<br>(本体52,200円+税10%) | ☐ 通常号(月刊12冊)<br>+ 増刊(6冊) + WEB版 定価**61,380**円<br>(本体55,800円+税10%) |

※海外からのご購読は送料実費となります
※WEB版の閲覧期間は、冊子発行から2年間となります
※「レジデントノート定期購読WEB版」は原則としてご契約いただいた羊土社会員の個人の方のみご利用いただけます
※雑誌価格は改定される場合があります

## 定期購読者限定プラン！

大好評 # レジデントノート WEB版

レジデントノート通常号（月刊）がWEBブラウザでもご覧いただけます
困ったときにその場で見られる便利なプランです

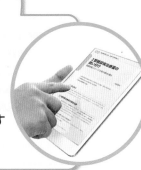

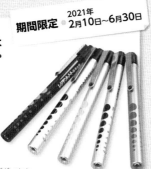
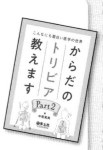
## 新刊・近刊のご案内

**月刊** "実践ですぐに使える"と大好評！

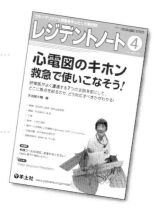

**5月号**
(Vol.23-No.3)
誰も教えてくれなかった、
**本当に役立つ入院時指示の出し方** (仮題)
編集／松原知康, 宮崎紀樹

**6月号**
(Vol.23-No.4)
**血液ガスドリル**
〜病態を正しく読み取るための問題集〜 (仮題)
編集／北村浩一

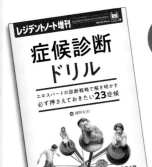

**増刊** 1つのテーマをより広く, より深く, もちろんわかりやすく！

**Vol.23-No.2**
(2021年4月発行)
**症候診断ドリル**
編集／鋪野紀好

→p.20もご覧ください！

**Vol.23-No.5**
(2021年6月発行)
**Common Disease における
ステロイドの使い方** (仮題)
編集／蓑田正祐

以下続刊…

# 福井大学医学部
# 総合診療・総合内科センター 開設

辻 英明1，2），山村 修1，3），石本貴美1，2），林 寛之1，2）

1）福井大学医学部 附属 総合診療・総合内科センター　2）福井大学医学部附属病院　救急部
3）福井大学医学部　地域医療推進講座

地方都市や多くの過疎地を抱える地域では，将来的な高齢者の減少に伴う「患者減少社会」が到来すると予測されています．

そこで注目されているのが，総合診療医・総合内科医です．

> 福井大学医学部は2020年10月，総合診療医・総合内科医の教育拠点である
> 『総合診療・総合内科センター』を開設．
> ユニークな展開を行っている地域ケア拠点，医師教育も行う在宅医療診療所など，
> 全国からも注目が集まる研修施設を活用した，実践プログラムがスタートしました．

本センターを拠点に地域をまるごと学び，地方創生を担う総合診療医・総合内科医をめざしませんか．

## "学べる・生かせる"，全県の研修ネットワーク

　将来的な医療ニーズの減少に伴い，総合診療医や総合内科医の育成が強く求められています．その反面，めざす若手医師にとって，研さんを積むべき「外来医療」「在宅医療」「病棟医療」「救急医療」「地域ケア」の5分野を一気に学ぶのは至難の業です．

　ご紹介する福井大学医学部『総合診療・総合内科センター』は，こうした教育の課題を一気に解決．出演するテレビ番組や講演などが注目される，寺澤秀一特命教授や林寛之教授などが指導する本学の「救急に強い総合診療コース」はもとより，地域ケア事例の先駆けともいえる「住民主体の医療づくり・地域主体の健康なまちづくり」，さらに全国初となる「在宅訪問診療所を拠点とした新たな医師育成プログラム」などのネットワークを活用．総合内科医志望であれば地域医療や過疎地医療に特化した診療技術の取得など，県内全域に広がる研修現場を自分で選択し，5分野をワンストップで学ぶことができます．

## 高浜町×福井大学による，「地域ケア」と新・教育システム

　"福井モデル"として，全国の医療関係者や行政から熱い視線を集める取り組みがあります．それが「高浜町×福井大学による，住民主体の医療づくり・地域主体の健康なまちづくり」です．連携がはじまった2009年当時，町は医師減少により医療崩壊が危ぶまれていました．その後，地域で医師を育てることなどを目的とした「地域プライマリケア講座（井階友貴教授）」が開講．以来，毎年約100人超の研修医や医学生を受け入れ，これまで8人が町の常勤医師となりました．さらに，井階教授の「住民と一緒に"まちを丸ごと元気に"」といった声掛けやフットワークにより，本学・行政・住民の三位一体で，高齢者のフレイルを防止する

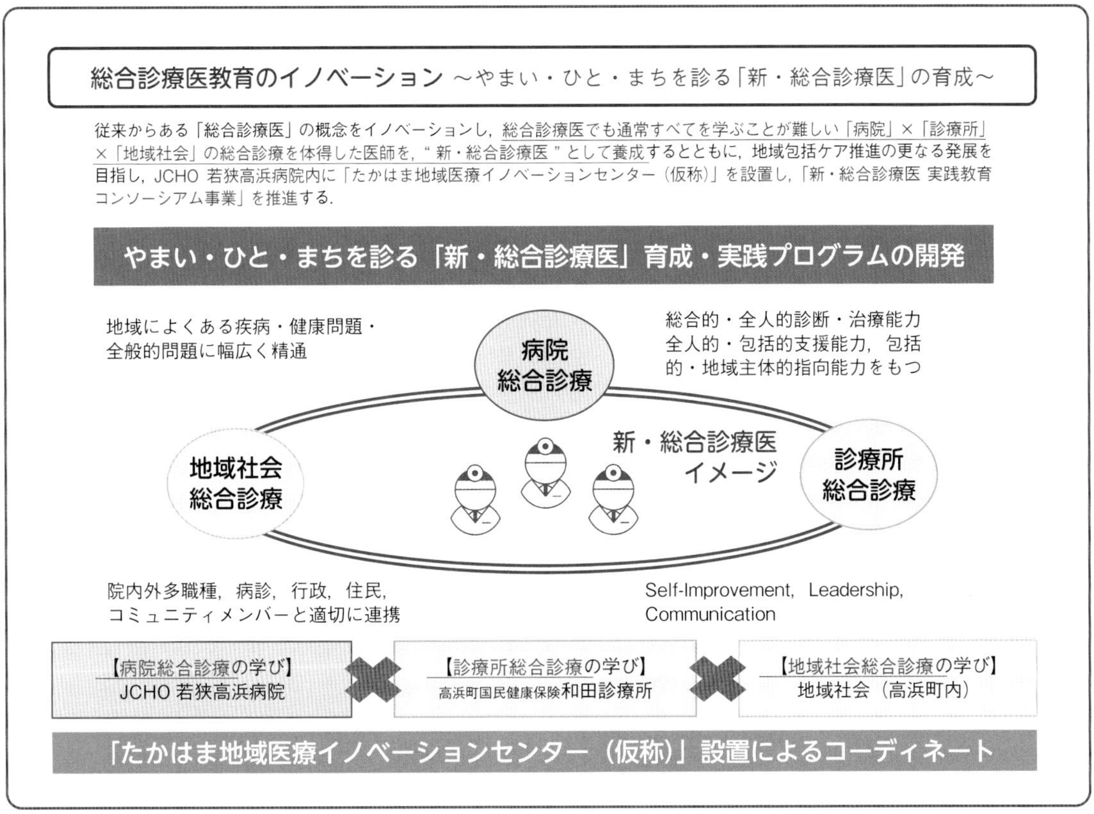

図1 ●「新・総合診療医総合内科医」育成・実践プログラム

町民体操の開発など「健康なまちづくり」へと発展していきました. 研修では, こうした地域ケアの実践内容を体験し, 井階教授の"まちづくり系医師"ともいえる活動を学ぶことができます.

さらに本センターの目玉といえる取り組みが, 間もなくスタートします. 高浜町×福井大学が共同で開発中の「新・総合診療医総合内科医」育成・実践プログラムです (図1). これは, 地域の特徴を生かした「多種多様な総合専門医の育成」を狙いとし,「病院総合医」「診療所総合医 (在宅医)」「地域社会総合医」の同時育成をめざします. 特に「地域社会総合医」の研修は全国でも希少であり, 新たな"福井モデル"となる教育プログラムといえます.

開発した育成・実践プログラムは, 県内各エリアでの拡大運用をめざし, 県内の医師少数地域を中心にした, 若手医師の地域定着にもつなげていきます. 総合診療医・総合内科医をめざす, 若手医師にとっては独自のキャリアを獲得できる絶好の機会になるでしょう.

## 在宅訪問診療所が拠点となる, 医師育成プログラム

地域医療における全国初の取り組みが2019年, 福井大学医学部がある永平寺町でもスタートしました. 本学が指定管理団体となった, 永平寺町立在宅訪問診療所を拠点とした新たな医師育成プログラムです (図2). 大学病院と同時研修を行うことで, 一人の医師が同一患者の3つの医療ステージ (入院・外来・在宅) にかかわることができ, 総合的な診断能力の向上が期待されます.

同時に, 自宅看取り率が6.2% (2017年・富士経済発表) と全国でも最低レベルであった永平寺町の現状も踏まえ, 地域に暮らす住民の病気はもちろんQOLを支援する拠点づくりも担います. 開所から1年半がたち, 診療所では通院困難な人や末期がん患者ら120

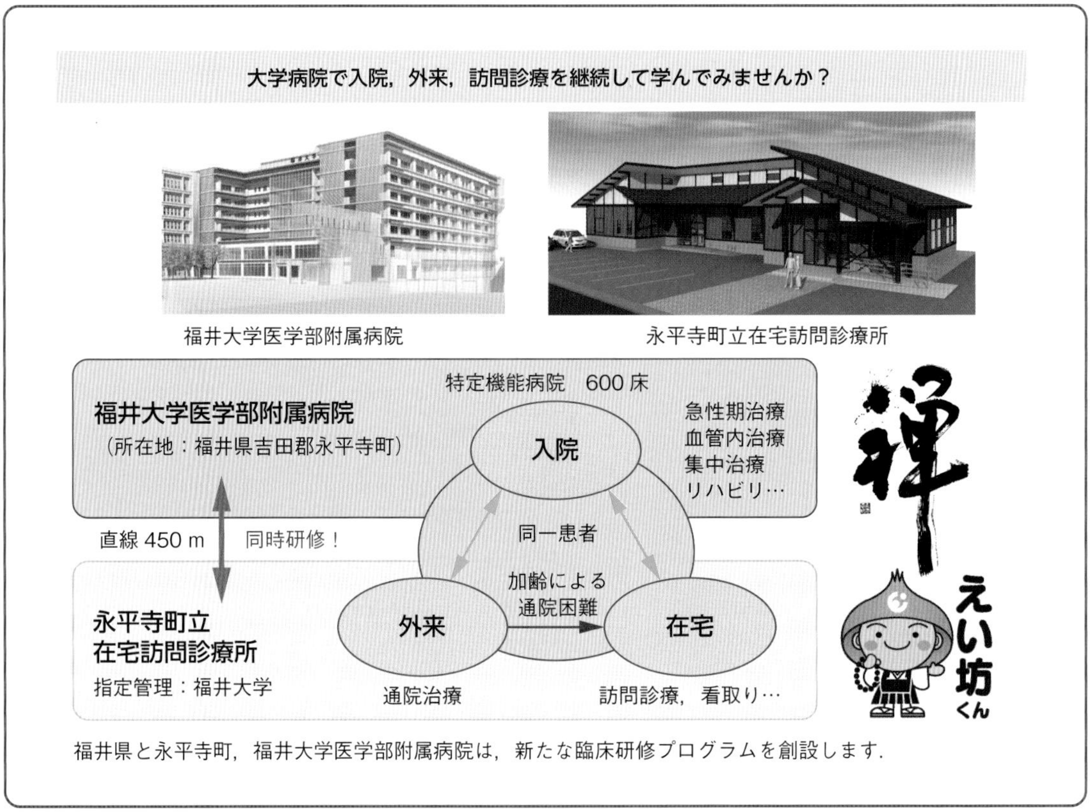

図2●在宅訪問診療所を拠点とした新たなプログラム

人の訪問診療を実践し，30人以上を自宅で看取ることができました．

　若手医師にとって診療所での研修は，病院医療と訪問医療を含む地域医療の両面を経験することはもとより，過疎地の総合内科，終末期ケアを学ぶことができます．さらには，本診療所は，国や地域行政機関とともに，医療や介護，生活支援が一体となった「地域包括ケアシステム」を担う施設であることから，介護サービス事業者や行政職員との多職種連携のあり方をも学ぶことができます．「将来の地方創生を背負いたい」という気概をもつ医師にとっては，人々が安心して暮らせるまちづくりのロールモデルの一つを体験することにつながるでしょう．

## 多種多様な総合医を育成，『総合診療・総合内科センター』

　『総合診療・総合内科センター』は，県内の公立公的医療機関（200床以下病院と診療所）とも連携（図3）．特定の専門科に力を入れている県内の病院を「総合医療　技の道場」としてプログラムに組込み，総合診療の現場で求められる検査や治療手技の取得をめざします．

　「技の道場」では，消化器内視鏡を年間1万件も臨床する消化器内科医，心臓超音波検査を年間1000件以上行う循環器内科医，皮膚科外来を年間1.2万件もこなす皮膚科医などを師範とし，総合診療医・総合内科医として専門医療を経験することができます．

　本センターの研修施設は，さらに全県全域にわたっています．「舞台は地域！ふくいdeまるごと学んじゃえ！」をテーマに，充実した総合内科研修を実践する病院，老年医学を学べる病院，地域家庭医療を実践している医療クリニックなど，多彩で特徴のある研修施設がネットワークされています．

　若手医師は希望する技能などに合わせて，こうした

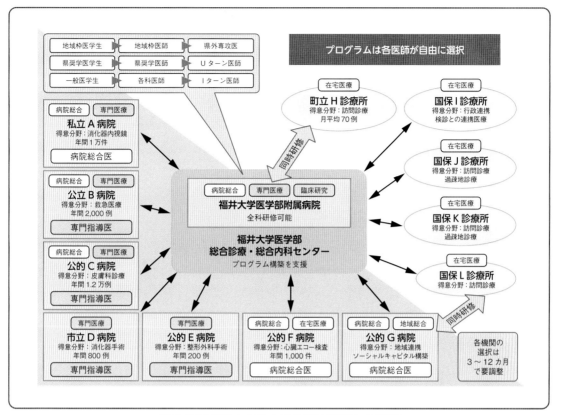

図3 ● 福井県内の公立公的医療機関との連携

総合的な診療能力を高める豊富な教育資源を選択．「救急に強い診療コース」など既存プログラムに加え，国内外の講師による教育プログラムを活用し，「外来医療」「在宅医療」「病棟医療」「救急医療」「地域ケア」の5分野をワンストップで学ぶことができます．

　福井大学医学部 附属『総合診療・総合内科センター』は，県外からの学生，研修医，専門医の皆さんの積極的な受け入れを推進し，総合診療医・総合内科医という貴重な"人財"を「県外輸出」していくこともめざし，船出をしました．全国でも有数ともいえる，5分野を網羅した貴重な研修施設をフルに活用し，総合診療医・総合内科医としての研さんを積んでください．本センターは，若手医師とともに日本の超高齢化社会や人口減少社会への貢献を果たしていきたいと思っています．皆さんの来県を心よりお待ちしています．

**福井大学医学部 松岡キャンパス 運営管理課　総務担当**
〒910-1193 福井県吉田郡永平寺町松岡下合月23-3　TEL：0776-61-3111
E-mail：sm-soumu@ml.u-fukui.ac.jp　　URL：https://www.hosp.u-fukui.ac.jp/

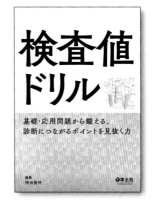

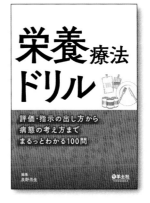

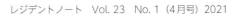

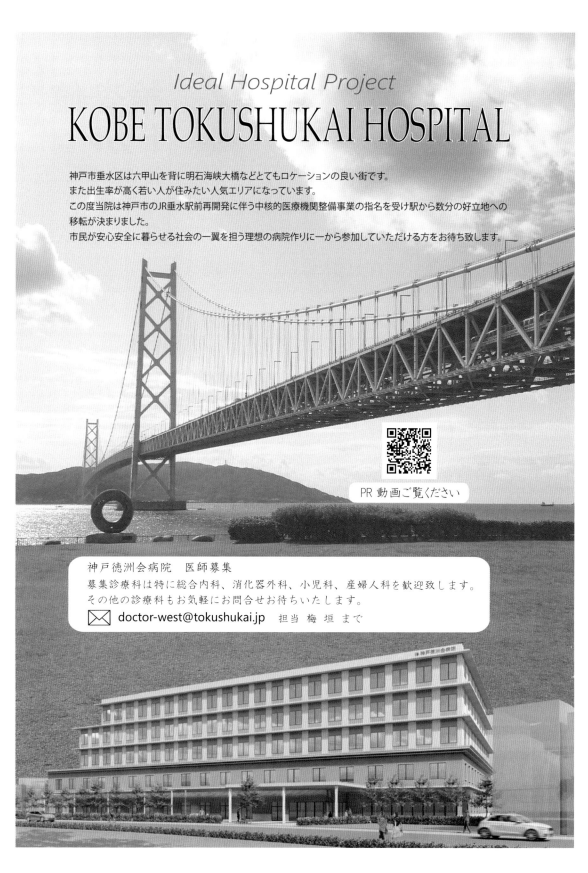

# 心電図のキホン 救急で使いこなそう！

研修医がよく遭遇する7つの主訴を前にして、
どこに焦点を絞るのか、どう対応すべきかがわかる！

# 特集にあたって

矢加部大輔

## 1 ますます身近になる心電図

　1897年にオランダの生理学者であるWillem Einthovenが四肢誘導心電図の記録にはじめて成功して以来，12誘導心電図は現在の臨床現場で広く使用されています．現在では携帯型心電計（Amazonなどで購入できます）を用いれば，誰でも心電図を自分でとることができるようになったため，それを病院に持参してくる患者さんもいらっしゃいます．日本でもついに利用可能となりましたが，Apple watchを用いて心電図をとることができ，NEJMにも「Apple watchを用いて心房細動を検出できるかどうか」という臨床研究が発表されました[1]．このように，心電図はより我々の生活に身近なものになってきています．

## 2 心電図は「読む」ものではなく「使う」もの

　研修医だった10年前，私は心電図に対して大変苦手意識がありました．特に，当時感じていたことが2つあります．1つ目は，心電図所見の多種多様さです．当時心電図を読むのが大の苦手で，また問題集も3日坊主で続かず，見かねた先輩から教えてもらったのが，「心電図ファイル」でした．それは，自分が担当した患者さんの心電図を集める，というただそれだけのことでしたが，同じような心筋梗塞の症例を集めて比べてみると，ST変化を認める部位が症例によって異なっていたり，あるいは全く異常所見がなかったりするものまでさまざまで大変驚いたのを覚えています（と同時に，安易に胸痛患者を救急外来から帰宅させることに対する恐怖も感じました）．2つ目は，上級医の心電図判読に要する時間の短さです．救急外来で循環器内科にコンサルテーションすると，彼らは心電図の判読に時間をあまりかけておらず，「読むのが早いなあ，本当に読んでいるのか？」と疑ったことを覚えています．しかしこれは，心電図判読が早いということではなく，**必要な情報にfocusを絞って心電図を判読**していたのです．初期診療は，主訴からはじまり，身体所見・

検査所見・鑑別診断・治療と流れるように行わなければなりません．そこには必ず一貫した思考過程があります．時間が限られている救急外来では，OSCEのような幅広い病歴聴取や，頭のてっぺんからつま先までの身体所見は必要なく（時間があれば行ってください），focusを絞って行う必要があります．そして，これは心電図でも同様です．上級医は考えられる鑑別診断（例えば胸痛→急性冠症候群疑い）から，「ST変化があるはずだ」「症状はとても心原性らしいが，ST変化がないのはおかしい（偽陰性かもしれない）」と，必要な情報を読みとっていたということになります．つまり，**心電図はあくまで診断のためのtool**なのです．

　10年経った今，心電図が苦手だった私は，気づいたら不整脈専門医としてカテーテルアブレーションやペースメーカー治療など，より心電図・不整脈を専門的に扱う仕事をするようになりました．そんな今でも，心電図1枚で治療方針ががらりと変わることはよく経験しますし，時に心電図のなかのわずかな所見に惑わされたり，新しい発見に感動したりすることもあり，私の心を掴んで離しません．

## 3　本特集のコンセプト

　2021年現在，昨年から続く新型コロナウイルスの流行により，医学生や初期研修医の皆さんをとりまく環境は随分変わったことと思います．病院見学が制限され，勉強会もままならない状況ではないでしょうか．経験できる症例数が少なく，焦りを感じておられる先生も少なくないと思います．そこで私たちは，研修医であれば誰しも経験するであろう，救急外来・初期診療での対応に焦点をあて，「主訴×心電図」というテーマで特集を組ませていただくことになりました．皆さんが，まさにこれから心電図を使って診断・鑑別し治療を行う場面を想定できる内容にしてもらえるように，若手医師への教育をさかんに行い臨床現場で活躍されている7名の先生方に執筆を依頼しました．今回の特集が，これからの初期研修に悩む若手の先生たちの不安を軽減し，心電図に少しでも興味をもってくれることを願ってやみません．

### 引用文献

1）Perez MV, et al：Large-Scale Assessment of a Smartwatch to Identify Atrial Fibrillation. N Engl J Med, 381：1909-1917, 2019（PMID：31722151）

Profile

矢加部大輔（Daisuke Yakabe）

国立病院機構 九州医療センター 循環器内科
手稲渓仁会病院，九州大学病院を経て現職．現在は主に不整脈疾患の治療・研究に心血を注いでいます．心電図は本当に奥が深く，毎日不整脈診療で心電図を見ているはずなのに，毎回勉強になります．奥が深く楽しいこの分野を一緒に勉強してみませんか？やる気あふれる先生方のご意見・ご感想をお待ちしています．
Mail：yakabedaisuke@gmail.com

# 胸痛：
# 虚血性心疾患・急性冠症候群

小島俊輔

① 緊急度に応じた対応を意識する

② 虚血性心疾患，急性冠症候群における心電図のポイントを理解する

③ 救急搬送→血行再建の適応の判断→カテ室までの一連の流れを確認する

## はじめに

　胸痛を主訴に救急外来を受診した患者を診察する際，最初に鑑別すべき疾患は，急性冠症候群（acute coronary syndrome：ACS）です．ACSとは，冠動脈血栓形成を病因とする疾患概念であり，動脈硬化性プラークの破綻（plaque rupture）などが原因で生じます．これにより，冠動脈が急速に狭窄・閉塞し，心筋の虚血・壊死をもたらします．12誘導心電図でのST上昇の有無により，ST上昇型急性心筋梗塞（ST-segment elevation myocardial infarction：STEMI）か，非ST上昇型急性冠症候群（non ST-segment acute coronary syndrome：NSTE-ACS）かに分類されますが，特にSTEMIでは緊急の冠動脈血行再建が必要となるため（すぐに循環器内科へコンサルト），それを念頭においた無駄のない的確な対応が求められます．

　ここでは，ACS症例（疑い含む）に遭遇した際に，どう考えるか，動くかについて時系列に沿って述べていきます．実際の症例をイメージしながら読んでみてください．考え方の軸づくりの一助になれば幸いです．それでは，まずは症例からスタートです．

> ### 症例
>
> 　65歳男性．脂質異常症のため近医にて外来フォロー中．数時間前発症の胸部絞扼感，冷汗，眼前暗黒感を主訴に救急搬送となった．来院時バイタルは，血圧90/75 mmHg，脈拍数50回/分，SpO2 95％（room air），呼吸数24回/分，体温36.5℃．心音は整，心雑音は認めず．末梢冷感あり，浮腫なし．搬送時の12誘導心電図（図1）を示す．ベッドサイドエコーでは，左室収縮率40％，下壁の局所壁運動の低下，また軽度の僧帽弁逆流を認めた．X線では心拡大や肺うっ血は認めなかった．

左室収縮率（left ventricular ejection fraction：LVEF）．

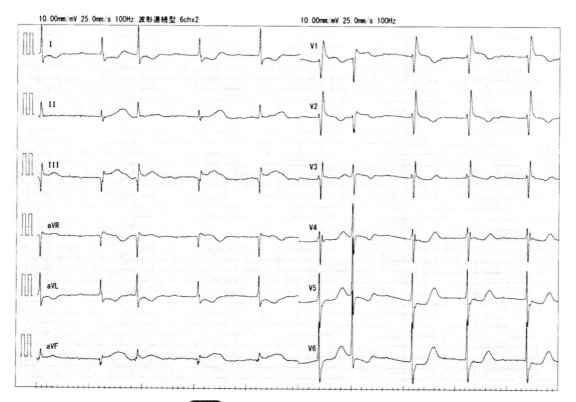

**図1** 症例：搬送時の12誘導心電図

## 1 急性冠症候群の検査前確率

　すべての疾患でいえますが，同じ症状であっても患者背景，症状，身体所見などにより検査前確率は異なります．日本人における冠危険因子は，現在では欧米人とほぼ同等とされており，高血圧，糖尿病，喫煙歴，家族歴，高コレステロール血症などがあげられます[1]．症状も典型的なものから非典型的なものまであり，その特徴により検査前確率が変動します．一方で，胸部症状ではなく，"心窩部痛の違和感"や"嘔気"を主訴として来院される症例もあるため，検査を含めた多方面からのアプローチが求められます．

## 2 心電図を読む前や同時にできること，すべきこと

救急隊から連絡が入った時点で，できるだけ情報を得るようにしましょう．前述の患者背景に加え，現在のバイタルや症状の有無を救急隊に確認します．極端な徐脈を伴う場合は，房室ブロックなどを伴う病態かもしれません．ショック状態の場合は，低心機能や右室拘束を伴う病態，または後述する弁膜症や心室中隔穿孔などの機械的合併症を伴う病態かもしれません．患者カルテが既に存在する場合や，他院での治療歴がある場合は，先に情報が得られる可能性があります．また，他臓器の疾患（肺疾患や消化器疾患など）の有無も鑑別に重要ですね．救急車内に12誘導心電計がある場合は，プレホスピタル12誘導心電図として病院へ情報をもらうこともできます．

患者が搬送されたら，まずは**意識確認，四肢の脈拍の触知，末梢循環の確認，聴診**を行います（ACLSに準じた対応です）．他疾患の鑑別も意識しつつ，**病歴からACSが少しでも疑われる場合は，搬送後，直ちに（10分以内に）12誘導心電図を記録します**[1, 2]．ショックバイタルの場合は，心電図モニターも頻回にチェックするようにします．致死性不整脈や高度徐脈を認めているかもしれません．

## 3 急性冠症候群での心電図読影のポイント

ACSでは，ST上昇を認めるSTEMIとST上昇を認めない非NSTE-ACSで対応が異なります．STEMIの場合は，最初の医療従事者（救急隊を含む）の接触から90分以内の初回バルーン拡張が目標とされます[1]．なお，明らかなST上昇を認めなくてもT波の先鋭・増高を認める症例（hyper acute T）や，右側胸部誘導や背側部誘導でST上昇が検出される症例もあります（後述）．

一方，NSTE-ACSの場合は，リスクが高い症例では侵襲的治療が推奨されており，リスク評価（例：TIMIリスクスコア，GRACEスコア）や患者の状態を踏まえて個々の症例で判断します[1, 3]．

ここでは，ACSにおける典型的な心電図パターン，知らないと見逃す可能性がある所見についていくつか紹介していきます．

## 1）ST上昇を見つけるポイント

"ST上昇"を判断するうえでの第一のポイントは，「以前の心電図と比較する」ことです．健常人でもSTの上昇はある程度の割合で認めるため（早期再分極など），初回の心電図で"ST上昇"と判断するのは循環器専門医でもAI（人工知能）でも困難なことがあります．したがって，まずは通院中であればカルテを遡って調べる，かかりつけがあれば過去の心電図がないか確認する，などして比べる対象がないかをチェックしましょう．第二のポイントとして，心電図におけるST変化は，経時的にダイナミックに変化することも覚えておいてください（例：超急性期のT波の先鋭・増高）．初回の12誘導心電図でわかりにくい場合も，10〜15分程度時間をあけて再度記録すると，誰もが容易に判断できる典型的なST波形になることがあります．

そのうえで，ACSにおけるST上昇の基準を**表1**に示します．解剖学的に連続する2つ以上の誘導でST上昇を認めるときに「有意な上昇」と判断され，誘導，年齢などにより定義に若干の違いがあります．

## 2）典型的な心電図パターン

STEMIでは，冠動脈が完全に閉塞することで，貫壁性虚血が生じますが，その壁に面する誘導で**STが上昇**します（**表2**）．例えば，左室前壁を還流する左前下行枝の閉塞では，前壁に面する前胸部誘導（特にV2〜V4）でST上昇を認めます．なお，STEMIでは梗塞部の壁に面する誘導でST上昇を認めますが，その対側に位置する誘導ではSTが低下します．これが，**表2**にある**対側性変化**（鏡面像，reciprocal change）です．この変化を認めると，心筋虚血による梗塞性変化（ACS）の可能性が高く，他疾患（たこつぼ症候群など）との鑑別の参考にもなります．

## 3）知らないと見逃す可能性がある所見

### ❶ 急性右室梗塞（図2A）

下壁梗塞の約半数で右室虚血の合併が認められ，V4R誘導などの**右側胸部誘導では1mm以上のST上昇**を認めます．また右室梗塞では，徐脈や房室ブロックなどの不整脈の

**表1** ACSにおけるST上昇の基準

| 誘導 | 連続した誘導2つ以上でのST偏位 |
|---|---|
| V2〜V3 | 40歳以上の男性：2.0mm以上のST上昇<br>40歳未満の男性：2.5mm以上のST上昇<br>女性（年齢問わず）：1.5mm以上のST上昇 |
| V2〜V3以外 | 1.0mm以上のST上昇 |

文献4をもとに作成．

合併を伴うことも多く，経皮的ペーシングや一時的体外式ペースメーカの留置が必要となることもあります．初期治療における硝酸薬投与は禁忌ですね．

**表2** 梗塞部位（責任病変）と心電図変化の対応

| 梗塞部位 | ST上昇部位 | 対側性変化（鏡面像） | 責任病変 |
|---|---|---|---|
| 広汎 | aVR and/or V1 | 広範な誘導でST低下 | 左主幹部<br>多枝病変 |
| 広汎前壁 | V1〜V6，I，aVL | | |
| 前壁 | V2〜V4 | II，III，aVF<br>（I，aVL） | 左前下行枝 |
| 側壁 | I，aVL，V5，V6 | II，III，aVF | 左回旋枝 |
| 下壁 | II，III，aVF | I，aVL | 主に右冠動脈<br>（左回旋枝のこともあり） |
| 後壁 | なし（V7〜V9） | V1〜V3 | 左回旋枝 |
| 右室 | V1およびV3〜V4R | | 右冠動脈 |

※R：右胸部誘導

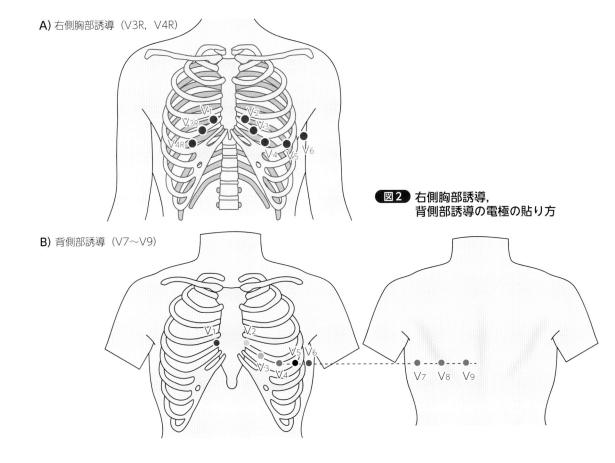

A) 右側胸部誘導（V3R，V4R）

**図2** 右側胸部誘導，
背側部誘導の電極の貼り方

B) 背側部誘導（V7〜V9）

## ❷ 急性後壁梗塞（図2B）

　　通常の12誘導心電図では，左室後壁に接する誘導がなく，後壁梗塞の判断が困難なことがあります．確かに，後壁梗塞の典型的な心電図の所見としては，V1～V3誘導でのST低下（左室後壁のST上昇の鏡面像）や，V1～V3誘導でのR波の増高（異常Q波の鏡面像）がありますが，早期再分極や左室肥大などで，わかりにくいということもたびたび経験します．そこで推奨されるのが**背側部誘導（V7～V9誘導）**であり，ST上昇を認めます．病歴や症状，冠動脈リスクからACSを疑うものの，心電図ではっきりとしない場合は，背側部誘導をとってみることを意識してみてください．各ガイドライン[1, 2]でも推奨されています（Class II a）．

## ❸ 知ってて得する裏技

　　右側誘導，背側部誘導について紹介しましたが，急性期に心電図を何度も測定するのは，大変ですよね．実は施設によっては，12誘導心電図をとるだけで自動的に右側誘導（V3R，V4R，V5R），背側部誘導（V7，V8，V9）の波形を導出可能なものもあります（導出18誘導心電図）．筆者が所属する施設でもこれが可能であり，図3，4の右側胸部誘導，背側部誘導の心電図も自動的に導出された波形です．皆さんも自分の施設の心電計を確認してみてください．

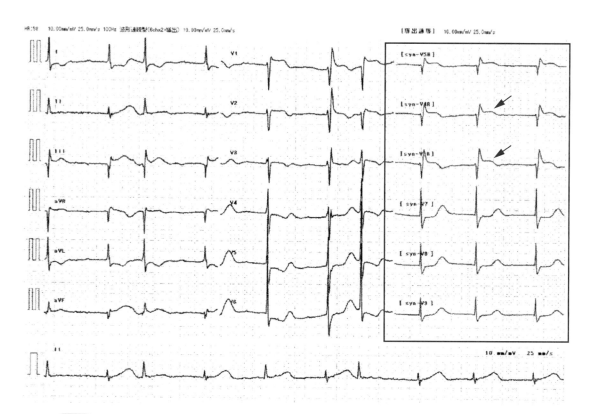

**図3　右側誘導の例**
脈拍数50回/分，1度房室ブロック，不完全右脚ブロックを認める．ST変化としては，II，III，aVfでST上昇，I，aVL，V5，V6でST低下（対側性変化）あり．右側誘導では，V4RにてST上昇（→）を認める．

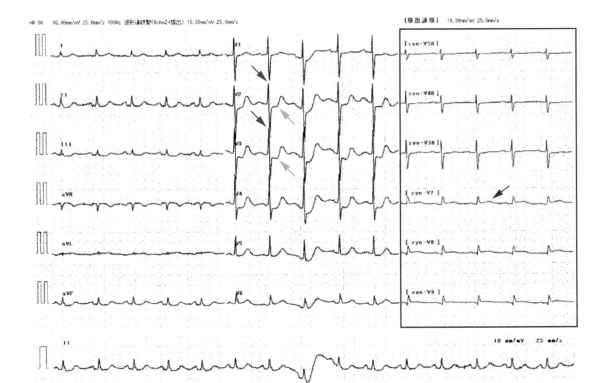

**図4** 背側部誘導の例

症例：来院時の12誘導心電図，および背側部誘導心電図．V2〜V3誘導でのST低下（➡），R波の増高（➡）を認め，背側部誘導ではV7〜V8でのST上昇（➡）を認める．この症例は，緊急カテーテル検査の結果，左回旋枝を責任病変とする心筋梗塞であった．

---

 **ここがピットフォール**

　急性心筋梗塞の対応は1分1秒が患者の予後に直結します．例えば，「採血結果を待つ」ことで血行再建を遅らせてはいけません．

---

 **ここがポイント**

　初回の心電図で判別困難なときは，大変でもくり返し心電図をとり直します．症例によっては，右側誘導や背側部誘導もチェックしましょう．

## 4）ACSにおけるそのほかの心電図キーワード

　❶〜❸の引用文献を稿末に載せていますので，参考にしていただければと思います．

### ❶ Wellens 症候群（図5）

　1982年にWellensらにより報告されました[5]．前胸部誘導における二相性の陰性T波（図5➡）であり，左前下行枝の近位部の病変に特徴的です．無症状のタイミングでも，認めることがある所見です．

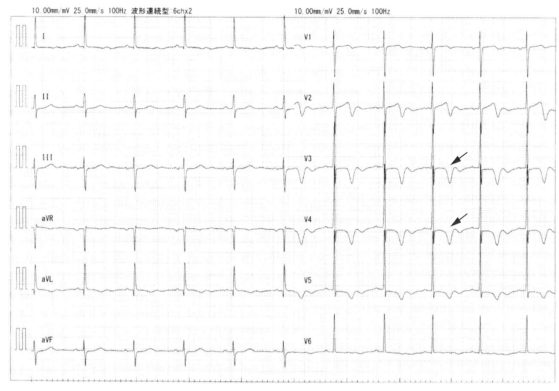

**図5** Wellens症候群

### ❷ Sgarbossa criteria

　　左脚ブロックを認める症例での心筋虚血の有無を判断する診断基準です．1996年にSgarbossaが提唱したもの[6]が有名であり，特に救急の場では知っておくべき知識です[2]．

### ❸ Poor R progression (reverse R progression)

　　典型的なものとしては，「V1〜V3にかけてのr波高がほとんど不変のもの」です（正常心電図では，V1〜V3にかけてrは徐々に増高）．前壁中隔の虚血の可能性が示唆されます．一方で，他疾患（左室肥大やCOPDなど）でも認めることがあり総合的な判断が必要となります．

## 4 心エコーに慣れよう

　　ACSが疑われる症例では，心エコーは必須です（Class I）[1]．確かにエコー所見でACSは除外できませんが，それでも最低限の所見は評価できるようにする（努力する）必要があります．具体的には，① 心収縮能（見た目のLVEF），② 壁運動異常（asynergy），③ 機械的合併症の評価（乳頭筋断裂による急性僧帽弁逆流，心タンポナーデ，心室中隔穿孔など）などがあげられます．これらを認める場合は，心臓血管外科へのコンサルトや，補助

循環の速やかな導入が必要かもしれません．また，やや専門的ですが，所見により，補助循環の選択が変わることもあります〔原則禁忌の例：重症AR（aortic regurgitation：大動脈弁閉鎖不全症）症例に対するIABP（intra-aortic balloon pumping：大動脈内バルーンポンプ）単独留置，左室内血栓症例に対するIMPELLA（補助循環用ポンプカテーテル）留置〕．さらに，心筋虚血以外の病態（急性大動脈解離，急性肺塞栓症など）の鑑別にも有用なこともあります[1]．

 **ここがポイント**
　あなたのその心機能評価が，目の前の患者さんの方針を大きく変えるかもしれません．

## 5 搬送後〜カテ室までの流れ

　前述したように，ACSを疑う症例では，来院後すみやかに（10分以内）に心電図をとります．他疾患の鑑別や機械的合併症も評価しつつ，STEMIであれば，一刻も早い冠動脈血行再建〔Primary PCI（percutaneous coronary intervention）〕を行うことが求められます．NSTE-ACSであれば，リスク評価し血行再建のタイミング含めた方針を検討します．

　冒頭の症例をみてみましょう．来院後の12誘導心電図（図1）では，脈拍数50回/分程度の徐脈，上室性期外収縮，1度房室ブロック，不完全右脚ブロックがあり，Ⅱ，Ⅲ，aVfでのST上昇，およびⅠ，aVL，V5，V6でのST低下（対側性変化）を認めました．また右側誘導にてV4RでのST上昇（図3➡），エコーにて右室の壁運動低下もあり，右室梗塞を伴う急性下壁心筋梗塞（STEMI）の診断にて緊急カテーテルの方針となりました．救急外来で抗血小板薬のローディング（アスピリン200 mg，プラスグレル20 mg）[7] を行い，カテーテル室へすみやかに移動してもらいました．冠動脈造影検査の結果，右冠動脈近位部に99％狭窄を認め責任病変として血行再建施行しました．手技中に徐脈と血圧低下も認めたため，一時的ペースメーカを留置のうえで，十分な外液の補充，およびカテコラミンを使用し血行動態は安定しました．なお，ショック遷延を認める場合は，機械的補助循環〔IABP，PCPS（percutaneous cardiopulmonary support：経皮的心肺補助装置），IMPELLA〕の使用も考慮する必要があります．

　本症例では，血行再建により，冠動脈フローの改善，心電図変化の改善，症状の消失を得られ，2週間の心臓リハを経て自宅退院となりました．

**表3**　ACS（疑い含む）症例の対応の流れ

| | 内容 |
|---|---|
| 搬送（来院）前 | ・患者の状態の把握（例：バイタルや内服状況）<br>・既往の確認（例：冠危険因子，出血リスク）<br>・以前の心電図の確認 |
| 搬送後<br>（救急外来など） | ・バイタルチェック<br>・速やかに心電図取得しSTEMIであれば緊急で血行再建，NSTE-ACSであれば症状やリスク評価（TIMI，GRACEなど）にて治療方針を決定<br>・他疾患との鑑別（胸痛の鑑別）<br>・抗血栓薬の導入を判断 |
| カテーテル治療<br>〜治療後 | ・症状改善の有無<br>・機械的合併症の有無<br>・抗血栓薬，その他内服（β遮断薬，ACE阻害薬など）の導入の確認 |
| 退院までに評価 | ・心筋梗塞後の心臓リハビリ<br>・内服アドヒアランス，社会的環境整理<br>・外来フォローのタイミング |

【処方例】
　抗血小板薬
　・バイアスピリン®（アスピリン腸溶錠）100 mg 2錠 経口投与
　・エフィエント®（プラスグレル塩酸塩錠）20 mg 1錠 経口投与
　強心薬
　・ドブタミン（ドブトレックス®）2 µg/kg/分で開始
　・ノルアドレナリン（ノルアドレナリン注射液）0.05〜0.1 µg/kg/分で開始

　最後に**表3**にACS症例における対応の流れについてまとめましたので，参照ください.


## おわりに

　ウィズコロナ時代において，世界的に未曾有の事態に直面しています．特に新たな生活を迎える研修医の先生方にとっては戸惑う部分も多いかと思いますが，このような世の中であるからこそ，情報の共有・アップデートを常に意識することが大切だと思います．本稿が皆様の日々の診療の一助になれば幸いです.


### 引用文献

1）日本循環器学会，他：急性冠症候群ガイドライン（2018年改訂版）. 2019
　　https://www.j-circ.or.jp/old/guideline/pdf/JCS2018_kimura.pdf

2）Ibanez B, et al：2017 ESC Guidelines for the management of acute myocardial infarction in patients presenting with ST-segment elevation: The Task Force for the management of acute myocardial infarction in patients presenting with ST-segment elevation of the European Society of Cardiology（ESC）. Eur Heart J, 39：119-177, 2018（PMID：28886621）
　　https://academic.oup.com/eurheartj/article/39/2/119/4095042

3）Collet JP, et al：2020 ESC Guidelines for the management of acute coronary syndromes in patients presenting without persistent ST-segment elevation. Eur Heart J：doi：10.1093/eurheartj/ehaa575, 2020（PMID：32860058）
  https://academic.oup.com/eurheartj/advance-article/doi/10.1093/eurheartj/ehaa575/5898842

4）Thygesen K, et al：Fourth universal definition of myocardial infarction（2018）. Eur Heart J, 40：237-269, 2019

5）de Zwaan C, et al：Characteristic electrocardiographic pattern indicating a critical stenosis high in left anterior descending coronary artery in patients admitted because of impending myocardial infarction. Am Heart J, 103：730-736, 1982（PMID：6121481）

6）Sgarbossa EB, et al：Electrocardiographic diagnosis of evolving acute myocardial infarction in the presence of left bundle-branch block. GUSTO-1（Global Utilization of Streptokinase and Tissue Plasminogen Activator for Occluded Coronary Arteries）Investigators. N Engl J Med, 334：481-487, 1996（PMID：8559200）

7）木村一雄，中村 正人：2020年JCSガイドラインフォーカスアップデート版 冠動脈疾患患者における抗血栓療法. 2020
  https://www.j-circ.or.jp/old/guideline/pdf/JCS2020_Kimura_Nakamura.pdf

**Profile**

小島俊輔（Shunsuke Kojima）

東京ベイ・浦安市川医療センター 循環器内科（ハートセンター）
2011年千葉大学卒業. 手稲渓仁会病院での初期研修，東京ベイ・浦安市川医療センターでの総合内科後期研修を経て，現職へ. 基本に忠実に，病歴，身体所見，検査所見をしっかりとり，何が起こっているか，何が必要になるかを考える癖を付けましょう. 今のその習慣が今後の先生方の"型"になります.

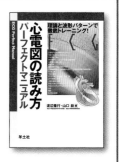

# 胸痛：非虚血性心疾患

## 急性大動脈解離，たこつぼ症候群，心膜炎

笠原　卓

① 胸痛と心電図変化を認める症例でも，急性冠症候群ではない場合がある

② 急性大動脈解離や肺血栓塞栓症も診断の遅れが重篤な結果になりうるため，急性冠症候群を疑うときは，常に鑑別にあげる必要がある

③ 急性冠症候群に似た心電図変化を認める疾患でも，心電図でいくつかの相違点を認めることがある

④ 患者背景・病歴と心電図変化を合わせることで，より診断に近づくことができる

## はじめに

　　救急外来や病棟で出会う胸痛が主訴の患者には，虚血性心疾患以外にもさまざまな循環器疾患が含まれます．一見，急性冠症候群に類似する心電図変化を示しますが，いくつかのポイントを押さえることで，急性冠症候群との鑑別が可能な場合があります．急性大動脈解離や肺血栓塞栓症は診断の遅れが致命的となりうるため，胸痛とST変化を見てすぐに急性心筋梗塞と診断せず，患者背景・病歴・身体所見も踏まえて心電図を読み，検査を進めていく必要があります．本稿ではそのような急性冠症候群の類似疾患について，症例を交えて解説します．なお肺血栓塞栓症に関しては，他稿にて取り上げられているので，そちらを確認ください〔「呼吸困難：急性肺血栓塞栓症」（pp.79 〜 88）参照〕．

# 1 急性大動脈解離

　80歳代女性．主訴は失神，胸痛．歩行時に失神し，意識覚醒後に胸痛を認め，救急搬送された．既往は上行大動脈瘤，中等度大動脈弁閉鎖不全症，高血圧．血圧60/40 mmHg，脈拍数70回/分，体温36.5℃，酸素飽和度98%（room air）．心電図（図1）にて，前側胸部誘導およびaVR誘導でST上昇（図1→），下壁誘導でのST低下（図1→）を認めた．補液にて血圧100/70 mmHgまで上昇あり，心電図（図2）でST-T変化の改善を認めた．

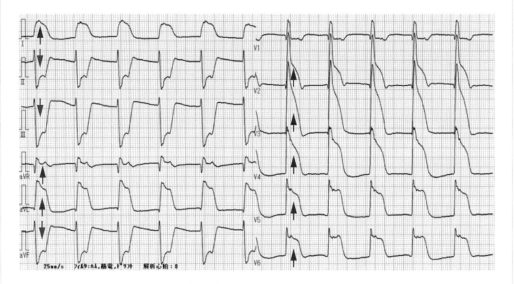

**図1** 来院時初回心電図

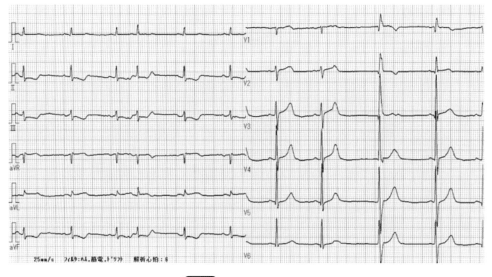

**図2** 補液後の心電図

## 1）急性大動脈解離の特徴

　この症例は，心エコーにて心膜液（**図3**），大動脈弁閉鎖不全を認め，造影CT（**図4**）にて急性Stanford A型大動脈解離の診断となりました．来院時に認めたST-T変化は補液にて消失しており，緊急手術を行い独歩退院となりました．

　急性大動脈解離の典型的な症状は，**突発的で過去に経験したことのないような疼痛，引き裂かれるような疼痛**です．心タンポナーデ，脳虚血，迷走神経反射の結果，失神をきたすこともあります．救急外来では，Aortic Dissection Detection Risk Score（ADD-RS：大動脈解離診断リスクスコア，**表1**）とD-Dimer値を合わせることで，効果的に急性大動脈解離を除外[1]できます．心エコーで新規の心膜液や大動脈弁閉鎖不全を認めれば疑いが強くなり，大動脈内にFlapを認めれば確実となります．造影CTは信頼性が高く，緊急に対応して短時間に検査できること，全大動脈が評価できることから必要不可欠です．急性Stanford A型大動脈解離は致死率が1時間あたり1〜2％ずつ上昇し，侵襲的治療を行わなければ48時間以内の致死率50％[2]と予後は非常に悪く，診断の遅れが致命的になるため早期診断が重要となります．

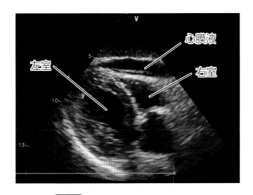

**図3** 心エコー
右室前面に心膜液を認めた．

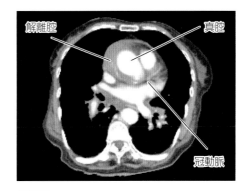

**図4** 造影CT
左冠動脈入口部まで解離腔の進展を認める．

**表1** Aortic Dissection Detection Risk Score（ADD-RS）

| ハイリスクな患者背景 | ハイリスクな疼痛症状 | ハイリスクな身体所見 |
|---|---|---|
| ● Marfan症候群および，そのほかの結合組織病<br>● 大動脈疾患の家族歴<br>● 既知の大動脈弁疾患<br>● 心臓手術を含めた大動脈への手技<br>● 既知の大動脈瘤 | 下記のような胸部，背部，腹部痛<br>● 突然の症状<br>● 今まで経験のない疼痛<br>● 移動する，裂けるような疼痛 | ● 灌流障害を示唆する所見<br>・脈拍の消失<br>・血圧左右差<br>・神経学的局所症状<br>● 大動脈弁拡張期雑音<br>● 低血圧もしくはショック |

各カテゴリーにおいて，1つ以上のリスクマーカーを有する場合は1点とし，0〜3点で分類．AAD-RSが0.1で，かつD-Dimer ＜ 500 ng/mLであれば陰性的中率99.7％．

## 2）心電図を読む：急性冠症候群との鑑別は可能か？

> **ここがポイント**
> ① 冠動脈閉塞によるST上昇を認めることがある
> ② 正常心電図から，T波陰転化，ST低下，ST上昇とさまざまな変化を認める

　急性Stanford A型大動脈解離は胸痛が主な症状であり，急性冠症候群との鑑別が重要となります．急性Stanford A型大動脈解離のうち解離腔の進展により冠動脈入口部に狭窄・閉塞をきたすのは，5.7〜14.9％[2]とされていますが，一方で心電図が正常およびST–T変化を認めない症例は30％程度[3]とされるため，冠動脈狭窄・閉塞がなくとも心電図の異常を認めること多いです．

　ST–T変化が起こる理由は明確にはわかっていませんが，高血圧性の心筋虚血，心膜液貯留，心タンポナーデによる虚血，重症な大動脈閉鎖不全，ショックなどによる変化が考えられます．また，基礎疾患として高血圧が多く約25％は心電図にて左室肥大の所見を認め[3]，そのストレインパターンのST低下は新規の虚血性変化との区別が困難となります．そのため心電図のみで鑑別することは難しく，急性冠症候群を疑うときは，急性大動脈解離も疑いましょう．

## 3）治療

　急性Stanford A型大動脈解離の治療は，内科治療の予後がきわめて不良なため原則緊急手術の適応となります．手術までの待機の間に次の鎮痛，降圧管理を行います．

---

【点滴例】
鎮痛薬：フェンタニル注射液0.1 mg/2 mLを0.5〜1 mLずつ静注
降圧薬：オノアクト®（ランジオロール）を3〜5 γから開始し，脈拍数60回/分未満を
　　　　目標に漸増（適応外使用）
　　　　ペルジピン®（ニカルジピン）注射液［10 mg/10 mL］を原液で3〜9 mL/時
　　　　（1〜3 γ/時）から開始し，収縮期血圧120 mmHg以下を目標に漸増

# 2 たこつぼ症候群

**症例2**

　80歳代女性．主訴は発熱，胸部不快感．前日より37.5℃の発熱を認め，来院当日朝に38℃の発熱，寒気，胸部不快感を認め救急搬送された．既往は，高血圧．喫煙歴なし．血圧150/70 mmHg，脈拍数100回/分，体温38.0℃，酸素飽和度90％（room air）．心電図（図5）にて前胸部誘導での広範なST上昇（図5➡）を認めた．

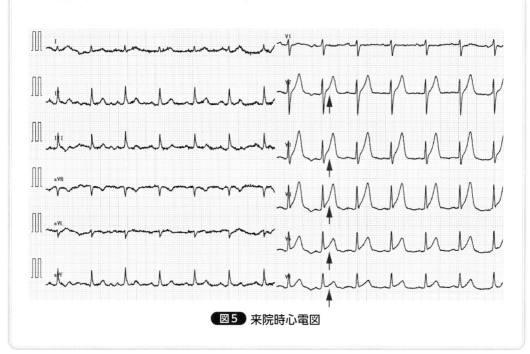

**図5** 来院時心電図

## 1）たこつぼ症候群の特徴

　この症例は，胸部X線にて右下肺野に浸潤影を認めたため抗菌薬投与を開始し，緊急カテーテル検査を施行しました．冠動脈に狭窄は認めず，左室造影にてたこつぼ様壁運動異常を認め，肺炎に伴うたこつぼ症候群の診断となりました．

　たこつぼ症候群は，1990年にわが国からはじめて報告された疾患概念で，精神的・身体的ストレスを誘引として発症することが多いですが，その病因はよくわかっていません．男性より女性に多く，中高年に多く認め，典型例は閉経後の女性という印象です．胸部圧迫感，呼吸困難感，失神などを認め，心電図変化も伴うことより急性冠症候群との鑑別に苦慮します．実際，急性冠症候群が疑われたトロポニン陽性の約1～2％にたこつぼ症候群を認めた[4]という報告もあります．診断はMayo Clinic diagnostic criteria[5]が頻用され，4つをすべて満たすものをたこつぼ症候群としています（表2）．また，たこつぼ症候群の心電図は経時的な変化も特徴的で，発症1～2日後の亜急性期には，巨大陰性T波を認めることが多いです（図6，7）．

**表2** Mayo clinic diagnostic criteria

| 1 | 冠動脈支配領域に一致しない，一過性の左室壁運動異常を認める |
|---|---|
| 2 | 冠動脈造影で閉塞やプラーク破綻の所見がない |
| 3 | 新規の心電図変化もしくはトロポニンの上昇を認める |
| 4 | 褐色細胞腫や心筋炎が除外される |

4つをすべて満たすものをたこつぼ症候群とする．

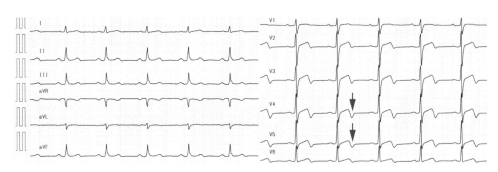

**図6** 発症翌日：T波の陰転化

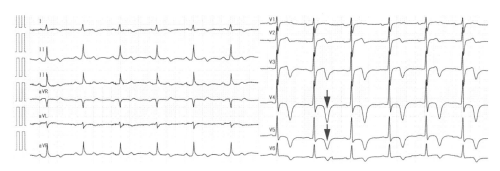

**図7** 発症3日後：巨大陰性T波

## 2）心電図を読む：急性心筋梗塞との鑑別は？

 ここがポイント

① 急性期には，広範な誘導でST上昇を示す
② 経過時的にT波陰性化し，巨大陰性T波を認めることもある

　発症早期のたこつぼ症候群は，広範な誘導でST上昇を認めるため急性心筋梗塞と鑑別が困難です．鑑別のポイントは，ST上昇する部位です．たこつぼ症候群は心尖部を中心に壁運動の低下を認めるため，図8のように肢誘導のCabrera配列（肢誘導を対応する心臓の解剖学的位置に従って並びかえたもの）では，－aVR，Ⅱといった心尖部近くの誘導（-aVR：aVRを上下反転させたもの）でのST上昇の割合が高くなります．一方，急性前壁心筋梗塞では前側壁の梗塞を反映して近傍の誘導（Ⅰ，aVL）でST上昇の割合が高くなります．またV1誘導は心基部を反映して，たこつぼ症候群ではST上昇する頻度は少なくな

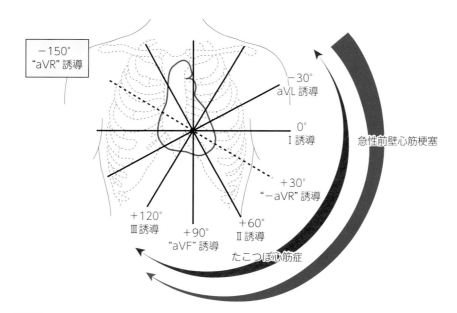

**図8** 肢誘導と心臓の位置関係およびST上昇の頻度

肢誘導のCabrera配列にて，たこつぼ症候群と急性前壁心筋梗塞のST上昇の部位・頻度を比べると，たこつぼ症候群では心尖部中心で，急性前壁心筋梗塞では側壁中心と違いがあることがわかる.

ります. これらの所見を組み合わせてV1にてST上昇がなく，−aVRにてST上昇を認める場合（つまりaVRでSTが低下する場合）は，感度91％，特異度96％[6]との報告もあり，鑑別の助けになります. そのほか，たこつぼ症候群は前壁心筋梗塞と比べ，ST-T鏡面変化を認めず（94％ vs 51％），より延長したQTc（567 ± 81 ms vs 489 ± 61 ms）を認め，異常Q波を認めないことが多いです（42％ vs 26％）[6].

## 3）治療

　原因となった精神的・身体的ストレスの改善，合併する心不全，ショック，左室内血栓への対症療法となります. 心不全治療はほかの急性心不全の治療と同様に，酸素投与，利尿薬，血管拡張薬，必要であれば循環補助デバイスで対応します. ショックには心収縮能の低下によるものと，心基部が過収縮するために流出路狭窄をきたす結果ショックに至る症例があり，その評価により対応が変わります. そのため，心エコーや心臓カテーテル検査にて流出路狭窄の有無を評価することが治療方針のために大事になります. 左室内血栓は全身塞栓症のリスクとなるため，左室内血栓を認めた症例や左室収縮が重度に低下した症例に対しては予防的な抗凝固療法を考慮します.

【点滴例】
利尿薬 　　：ラシックス® （フロセミド注射液）
　　　　　　　 20 mg/ 2mL を 2 mL 静注
血管拡張薬：ニトログリセリン点滴静注
　　　　　　　 50 mg/100 mL を原液で 1〜3 mL/ 時から開始

抗凝固薬：ヘパリンNa（ヘパリンナトリウム注射液）
10,000単位/10 mL＋生理食塩水40 mLを3〜4 mL/時から開始し，aPTT
を1.5〜2.5倍でコントロール

## 3 急性心膜炎

**症例3**

　20歳代男性．主訴は胸痛．数日前より感冒症状を認めていた．胸痛を認めたため救急外来を受診した．既往は，特記事項なし．喫煙歴は20本/日，8年間．血圧128/64 mmHg，脈拍数82回/分，体温37.2℃，酸素飽和度98％（room air）．心電図（図9）にて広範なST上昇（図9➡）を認めた．

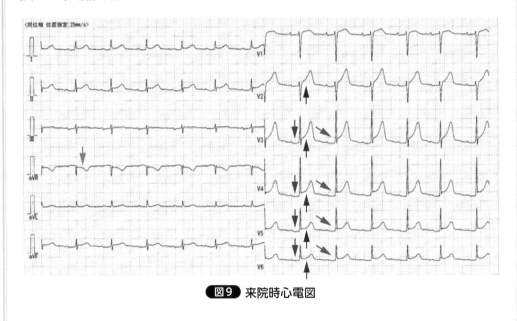

**図9** 来院時心電図

　　この症例は，心電図変化および心エコーにて壁運動異常は認めず心膜液貯留を認め，血液検査にてトロポニンの上昇も認めず，急性心膜炎の診断となりました．心膜炎は，ウイルスや細菌などの感染性，特発性，膠原病，悪性新生物，腎機能障害，甲状腺機能低下，外傷などの非感染性の原因により起こります．身体所見は心膜摩擦音が特徴的で，心膜がすれる，あるいは軋む音で胸骨左縁にて最も強くなり，患者が坐位の前傾姿勢をとり強い呼気状態を保った場合に最も明瞭となります．European Society of Cardiology guidelineでは急性心膜炎の診断に表3の症状，所見のうち少なくとも2つを満たすこととしており，副次的な所見として血液検査での炎症反応（CRP，ESR）の上昇や，画像（CT，MRI）での心膜炎症所見があります．

**表3** European Society of Cardiology guideline

| 1 | 胸痛 | 吸気や咳嗽で増悪．坐位の前傾姿勢で改善 |
|---|---|---|
| 2 | 心膜摩擦音 | 1820年代，Collinが"新しい革製品のなる音に類似"と表現 |
| 3 | 心電図変化 | 広範なST上昇，PR低下 |
| 4 | 心膜液貯留 | 約40％の症例で，心エコーにて心膜液が確認できる |

少なくとも2つを満たすものを急性心膜炎とする．

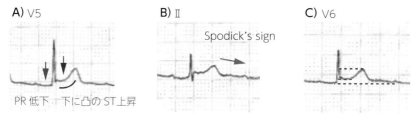

A) V5　　PR低下　下に凸のST上昇

B) Ⅱ　　Spodick's sign

C) V6

**図10** 急性心膜炎に特徴的な心電図所見

## 1) 心電図を読む：心膜炎？ 心筋梗塞？ 早期再分極？

> 🔖 **ここがポイント**
> ① 広範な誘導で下に凸のST上昇を認め，鏡面像は認めない
> ② PRの低下（aVRではPR上昇）を認める

　胸痛とST上昇を認めるため，急性心筋梗塞との鑑別が問題になります．急性心筋梗塞と違い下に凸のST上昇を認め，鏡面像は認めません（図10A）．また，ST上昇は5 mm未満のことが多いです．PR低下は0.8 mm以上でより心膜炎に特異的（図9→）で，逆にaVRの0.5 mm以上のPR上昇（図9→）も心膜炎を強く疑う所見となります．T波のおわりからP波のはじまりまでのTP segmentの下降は，急性心膜炎の80％で認められSpodick's sign[7]（図9→，図10B）と呼ばれます．また，広範な下に凸のST上昇は早期再分極とも類似するため，前述の①，②を満たしたとしても急性心膜炎の診断には至りません．症状や身体所見もその鑑別に重要ですが，心電図に関してはV6誘導に注目し，急性心膜炎ではST/T ratio（T波の高さと比べたSTの高さ，図10C）が25％以上高くなることも知られており，鑑別の一助となります．

## 2) 治療

　心タンポナーデの所見があれば，心嚢穿刺が必要となります．頻脈や奇脈，心エコーにて拡張期の右房・右室の虚脱などを確認します．心膜炎の治療は原因となる疾患に対する治療を行います．頻度の多い特発性，ウイルス性に対しては一般的には抗炎症薬で加療します．

【内服例】
アスピリン 750〜1,000 mg，8時間ごと
コルヒチン（70 kg以上なら0.5 mg，1日2回．70 kg未満なら0.5 mg 1日1回）[8]

## おわりに

　胸痛＋心電図変化＝急性冠症候群として思考停止してしまうと，治療の遅れや不必要な検査・治療を行ってしまうこともあります．救急外来や病棟で出会う胸痛＋心電図変化をきたす症例のなかには，本稿でとり上げたような非虚血性の疾患も含まれており，患者背景や病歴，特徴的な心電図所見も含めて診察を進めることでより早期診断，治療介入にたどり着くことができます．

## 文 献

1）Nazerian P, et al：Diagnostic Accuracy of the Aortic Dissection Detection Risk Score Plus D-Dimer for Acute Aortic Syndromes：The ADvISED Prospective Multicenter Study. Circulation, 137：250-258, 2018（PMID：29030346）

2）Kosuge M, et al：Clinical Implications of Electrocardiograms for Patients With Type A Acute Aortic Dissection. Circ J, 81：1254-1260, 2017（PMID：28529261）

3）日本循環器学会，他：大動脈瘤・大動脈解離診療ガイドライン．2020
https://www.j-circ.or.jp/cms/wp-content/uploads/2020/07/JCS2020_Ogino.pdf

4）Kurowski V, et al：Apical and midventricular transient left ventricular dysfunction syndrome（tako-tsubo cardiomyopathy）：frequency, mechanisms, and prognosis. Chest, 132：809-816, 2007（PMID：17573507）

5）Prasad A, et al：Apical ballooning syndrome（Tako-Tsubo or stress cardiomyopathy）：a mimic of acute myocardial infarction. Am Heart J, 155：408-417, 2008（PMID：18294473）

6）Kosuge M, et al：Simple and accurate electrocardiographic criteria to differentiate takotsubo cardiomyopathy from anterior acute myocardial infarction. J Am Coll Cardiol, 55：2514-2516, 2010（PMID：20510222）

7）Chaubey VK & Chhabra L：Spodick's sign：a helpful electrocardiographic clue to the diagnosis of acute pericarditis. Perm J, 18：e122, 2014（PMID：24626086）

8）Chiabrando JG, et al：Management of Acute and Recurrent Pericarditis：JACC State-of-the-Art Review. J Am Coll Cardiol, 75：76-92, 2020（PMID：31918837）

Profile

笠原　卓（Taku Kasahara）
手稲渓仁会病院にて初期研修．りんくう総合医療センターにて後期研修終了後，自治医科大学附属さいたま医療センターに入局．現在，練馬光ヶ丘病院にて虚血性心疾患を中心に一般循環器内科として勤務中．

# 失神

佐藤宏行

① 失神診療は「病歴」で決まる！

② 「一過性意識消失＝失神」と決めつけず，「痙攣」と丁寧に鑑別する

③ 失神の鑑別は❶ 反射性失神，❷ 起立性低血圧，❸ 心原性失神の３つ

④ 予後不良な心原性失神の初期評価において，心電図は重要なツールである

⑤ 不整脈発作の波形のみならず，不整脈基質を疑う心電図所見を見逃さない

## はじめに

　失神（syncope）は，「一過性の意識消失の結果，姿勢が保持できなくなり，かつ自然に，また完全に意識の回復がみられること」と定義されています[1]．低血糖発作では，ブドウ糖補充などで血糖が回復しない限り，原則意識は戻りません．また脳内出血で意識レベルが低下した場合，治療介入がない限り，完全に意識が回復することは稀です．そのためこれらが失神の鑑別疾患として上位にこないことがわかります．失神診療は「病歴」で決まります．心原性失神を鑑別するうえで心電図は非常に重要なツールですが，心電図と並行して詳細な病歴聴取を行いましょう．

### 症例

　69歳男性．高血圧の既往あり．アムロジピン１日５mg１日１回内服中．銭湯で浴室の清掃の仕事をしている．浴室は汗をかくほど暑い環境であり，作業中は飲水もあまりできていなかった．就業中に突然目の前が真っ暗になり，後頭部を壁に打ち，倒れ込んだ．周囲の人が声をかけると，すぐに意識は回復したが救急要請となり，当院搬送受診となった．

## 1 一過性意識消失の鑑別

　失神をきたす病態に共通する点は「脳全体の一過性低灌流」です．そのため，脳自体に異常があるのは稀で，低血圧や不整脈などの脳への循環障害が原因である可能性が高いです．つまり，「脳は "被害者"」であり，明らかな神経学的異常がなければ，原則頭部CTは不要となります（実際，研修医のオーダーにありがち！）．

　失神と鑑別を要する病態，つまり一過性意識消失（transient-loss of consciousness：T-LOC）の鑑別（図1）の代表例として「てんかんによる痙攣」があり，その病態は「神経細胞の障害による異常興奮」です．こちらは「脳が "加害者"」であり，脳の器質的異常を必ず除外する必要があるため，逆に頭部CTは必須となります．主訴をとり違えると逆方向に診療が進んでしまうので，本当に「失神」なのかどうか，見極めましょう．

## 2 失神の分類・鑑別

　次に2018年の欧州心臓病学会ガイドライン[2]を参考に，失神の分類と鑑別を考えてみましょう．1）反射性失神，2）起立性低血圧による失神，3）心原性失神の3つに分類して鑑別することが推奨されています（図2）．これら3つの失神の分類からみた臨床的特徴（表1）がガイドライン[2]にまとまっており非常に参考になるので，ぜひ押さえておきましょう．

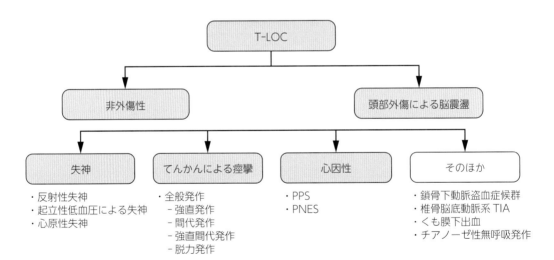

**図1** 一過性意識消失（T-LOC）の鑑別

文献2をもとに作成．
PPS：psychogenic pseudosyncope（心因性偽失神），
PNES：psychogenic non-epileptic seizure（心因性非てんかん性発作），
TIA：transient ischemic attack（一過性脳虚血発作）

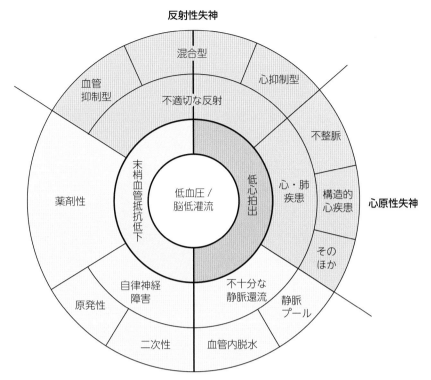

**図2** 失神の分類と病態生理
文献2をもとに作成.

**表1** 失神の分類からみた臨床的特徴

| 分類 | 臨床的特徴 |
|---|---|
| 反射性失神 | ・40歳未満の長い再発性失神歴<br>・不快な視覚，聴覚，嗅覚，痛覚を感じた後<br>・長時間の立位保持<br>・食事中<br>・人ごみや暑い場所にいた<br>・失神前の自律神経活性化症状<br>　－顔面蒼白，発汗，悪心・嘔吐<br>・頭部回旋や頸動脈洞圧迫を伴う誘因<br>　－腫瘍，ひげ剃り，ネクタイを締める<br>・心疾患がない |
| 起立性低血圧による失神 | ・立位をとった瞬間，またはその直後<br>・長時間の立位保持<br>・労作・運動後の立位<br>・食後低血圧<br>・低血圧を引き起こす降圧薬・利尿薬開始・増量後<br>・自律神経障害やパーキンソニズムの既往 |
| 心原性失神 | ・労作中または臥位での失神<br>・失神前の突然発症の動悸<br>・若年発症の原因不明の突然死の家族歴<br>・器質的心疾患や冠動脈疾患の既往<br>・不整脈による失神を示唆する心電図所見（表3） |

文献2より引用.

## 1) 反射性失神

　　反射性失神（reflex syncope）は不適切な反射によって起こります．以前は神経調節性失神（neutrally mediated syncope：NMS）と呼ばれ，**頻度が最多で約60％を占めます**．過緊張，疼痛（特に採血時），長時間の立位・坐位などで起こります．特に排尿・排便，咳嗽，嚥下，ネクタイを締める（頸部への圧迫）などの特定の状況で起こりやすいため，「**状況失神**」ともいわれます．そのため反射性失神は病歴のみでほぼ確定できます．

## 2) 起立性低血圧による失神

　　起立性低血圧（orthostatic hypotension：OH）による失神は**出血・貧血・脱水・薬剤・自律神経障害**によって起こります．体位変換による血圧低下（例：起立3分以内で収縮期血圧が20mmHg以上低下）によって確定診断となりますが，OHをきたす病態のさらなる検索が重要です．臨床的に重要な原因として，**消化管・不正出血，アルコール，降圧薬**があげられます．**出血性疾患を鑑別するための検査として，血算，直腸診，**必要に応じて**妊娠反応や産婦人科診察**を検討します．加齢，糖尿病・神経疾患（例：Parkinson病）などの不可逆的な基礎疾患が背景にある場合は，患者への生活指導が中心となります．

## 3) 心原性失神

　　心原性失神（cardiac syncope）は**心血管疾患**を背景とした失神です．失神患者の予後をまとめたFramingham研究によると，心原性失神は反射性失神・起立性失神に比べると**予後不良**であり，1年後死亡率は24％と報告されています[3]．そのため，救急外来で迅速なトリアージを行い，入院 or 経過観察 or 帰宅のdispositionを適切に決定する必要があります．心原性失神の鑑別疾患（表2）は，① **不整脈**，② **構造的心疾患**，③ そのほか：**肺循環・大血管疾患**に分けられますが，これらすべての初期評価において**心電図**が非常に有用です．

**表2** 心原性失神の分類と鑑別疾患

| 分類 | 鑑別疾患 |
| --- | --- |
| ① 不整脈 | ・徐脈性不整脈<br>　－洞不全症候群（徐脈頻脈症候群），房室ブロック<br>・頻脈性不整脈<br>　－上室性不整脈<br>　－心室性不整脈 |
| ② 構造的心疾患 | ・大動脈弁狭窄症<br>・急性心筋梗塞<br>・肥大型心筋症<br>・心臓腫瘍：心房粘液腫など<br>・心膜疾患／心タンポナーデ<br>・先天性冠動脈奇形<br>・人工弁機能不全 |
| ③ そのほか<br>：肺循環・大血管疾患 | ・肺塞栓症<br>・大動脈解離<br>・肺高血圧症 |

文献2より引用．

**身体所見**：意識清明．血圧 138/76 mmHg，脈拍数 105分 / 回，SpO2 98 ％（室内気），呼吸数 14回 / 分．体温 37.3 ℃．頭頸部：後頭部に打撲痕があるも止血されている．舌咬傷なし．胸部：心音不整，心雑音なし，肺音清．腹部：平坦・軟．四肢：運動・知覚障害なし．

**血液検査**：WBC 9,350/μL，Hb 13.5g/dL，Plt 186,000/μL，Alb 4.2 g/dL，BUN 28 mg/dL，Cr 0.96 mg/dL，Na 143 mEq/L，K 4.1 mEq/L，Cl 101 mEq/L，FBS 105 mg/dL，高感度心筋トロポニンI検出感度以下，D-dimer ＜0.5 ng/L．

**心電図**：心房細動，心拍数 110回 / 分．有意な ST 変化なし．

## 3 心原性失神を起こす不整脈基質を疑う心電図所見

　　いよいよ心原性失神について検討していきます．まずは不整脈による失神が示唆される心電図所見（表3）の有無を確認します．記録時に失神を起こした徐脈性不整脈（II度以上の房室ブロック，＞3秒または＜40回 / 分の洞不全症候群）や，頻脈性不整脈（＞160回 / 分の上室性不整脈，心室頻拍など）がまさに検出された場合は診断に困らないと思います．重要なのは，器質的心疾患（心筋梗塞・心筋症），伝導障害，再分極異常などの不整脈基質を疑う所見を見逃してはいけないということです．本稿では，特に押さえておくべき不整脈基質を疑う所見に注目して，実際の心電図を供覧しながら順に解説していきます．

**表3** 不整脈による失神を示唆する心電図所見

| 症状・疾患 | 不整脈による失神を示唆する心電図所見 | 図 |
| --- | --- | --- |
| 二束ブロック | 完全左脚ブロックまたは右脚ブロック＋左脚前 / 後枝ブロック | ― |
| 三束ブロック | 二束ブロック＋PR延長（＞200 ミリ秒） | 3 |
| そのほかの心室内伝導障害 | QRS幅≧120 ミリ秒 | ― |
| Wenckebach型2度房室ブロック | PR延長を伴った QRS 波脱落 | ― |
| 著明なPR延長を伴う1度房室ブロック | PR延長（＞200〜300 ミリ秒） | ― |
| 無症状の不適切な洞性徐脈 | ＜40〜50回 / 分 | ― |
| 徐脈性心房細動（40〜50回 / 分） | 規則的な心室調律は完全房室ブロックの所見 | ― |
| 非持続性心室頻拍 | 3連以上の心室期外収縮 | ― |
| 早期興奮症候群 | 早期興奮を示す QRS 波，Δ波 | 4 |
| QT延長・短縮症候群 | QTc（Bazzetの補正式）時間＞460ミリ秒 | 5 |
| 早期再分極 | 下・側壁誘導のST上昇（0.1 mV以上のJ点上昇） | ― |
| Brugada症候群 | 前胸部（V1〜V3）誘導での右脚ブロック型のST上昇（Brugada型心電図），右脚ブロック | 6 |
| 不整脈源性右室心筋症 | 右側胸部（V1〜V3）誘導の陰性T波，ε波 | 7 |
| 肥大型心筋症 | 左室高電位，胸部誘導の巨大陰性T波 | 8 |

文献2をもとに作成．

## 1) 二束・三束ブロック，心室内伝導障害 (QRS幅＞120ミリ秒)（図3）

二束ブロックは「完全左脚ブロック」，または「右脚ブロック＋左脚前（後）枝ブロック」のいずれかと定義されています．三束ブロックは，「二束ブロック＋PR延長（PR＞200ミリ秒：1度房室ブロック）」です．三束ブロックを呈する患者の約15％が将来的に完全房室ブロックに移行します．つまり，この失神患者の経過観察中に発作性房室ブロックが出現する可能性は高いと考えるべきです．また，QRS幅＞120ミリ秒を示す心室内伝導障害にも注意が必要です．

## 2) 早期興奮症候群 (例：WPW症候群)（図4）

Kent束などの副伝導路を介した早期興奮症候群〔例：WPW (Wolff-Parkinson-White) 症候群〕では，心房細動などの上室性不整脈が合併すると，非常に速いwide QRS tachycardiaを呈するため，血行動態が破綻し突然死を引き起こします（偽性心室頻拍）．また，発作性上室性頻拍である房室回帰性頻拍（心拍数160～200回/分以上のnarrow QRS tachycardia）においても頻拍開始後の一過性低血圧で失神する可能性もあります．Δ（デルタ）波を認める場合には慎重にフォローしましょう．

## 3) QT延長症候群（図5）

QTc（Bazzetの補正式）時間＞460ミリ秒の所見は心室筋の活動電位持続時間の延長を示唆し，撃発活動によってTorsade de pointes（TdP：多形性心室頻拍）などの心室

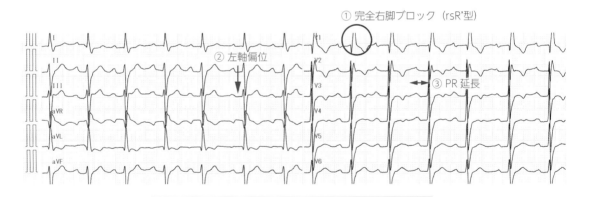

```
三束ブロックの心電図の特徴
① 完全右脚ブロック（V1誘導：rsR'型）
② 著明な左軸偏位（Ⅱ誘導：陰性）＝左脚前枝ブロック
　　※稀に右軸偏位（Ⅰ誘導：陰性）＝左脚後枝ブロック
③ PR延長（PR時間＞200ミリ秒）
```

**図3** 三束ブロック

67歳男性．原因不明のめまい症状の訴えあり，再発性失神で受診．心臓電気生理検査にてNa遮断薬投与下で著明なHV時間（His束電位からQRS波開始点までの時間）の延長あり，ペースメーカ植込みを行い，めまい・失神症状は改善した．

① 初診時

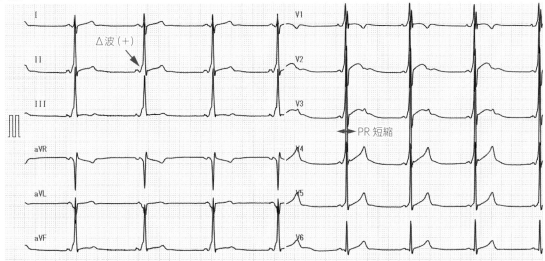

PR短縮とQRS幅の開大（Δ波）を認める.
V1誘導のΔ波の初期成分が陽性，かつ高いR波であることから，A型（左側kent束）を疑う.

② カテーテルアブレーション術後

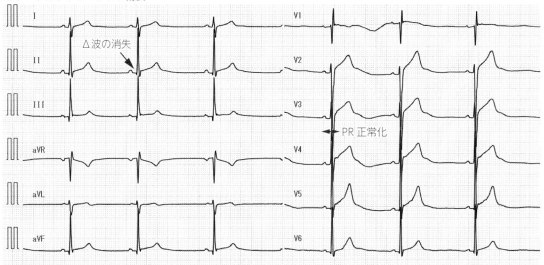

PR時間の正常化とΔ波の消失を認める. 術後は臨床症状も改善している.

### ●図4● 早期興奮症候群（WPW症候群）

15歳男性. 急激な動悸発作に伴う失神をくり返しており専門外来受診. 12誘導心電図にて
Δ波を認め，A型（左側Kent束）と診断. 心臓電気生理検査にて左側壁にKent束を認め
た. カテーテルアブレーションによるKent束の離断に成功し，動悸・失神症状は消失した.

① 入院時：たこつぼ症候群によるQT延長とPVC2段脈

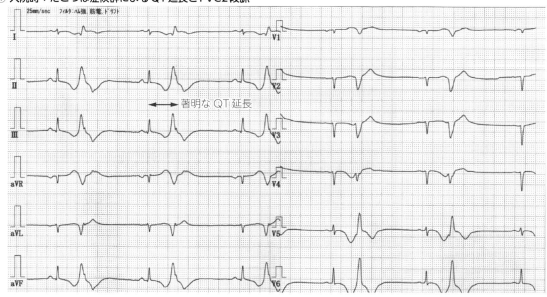

著明なQT延長

② 入院後：R on Tから始まるTorsade de pointes

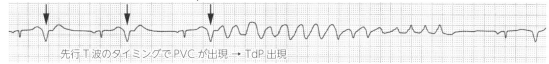

先行T波のタイミングでPVCが出現 → TdP出現

**図5** QT延長症候群（二次性）

41歳女性．特発性心室期外収縮（premature ventricular contraction：PVC）の指摘あり．胸部症状を伴う失神発作をくり返し，救急搬送．たこつぼ症候群を契機としたQT延長（QTc時間＝534ミリ秒）を認め，経過観察入院．入院後，眼前暗黒感を伴うTdPを認め，一時的ペースメーカを挿入し，TdPを回避した．自然経過で心エコー所見やQT延長は改善し，失神発作も消失した．

性不整脈を容易に起こします．若年者に多い**先天性**（イオンチャネル病）では，**家族歴**の聴取が重要です．日常診療でよくみられる二次性QT延長症候群は，**高齢者や女性**に多く，**電解質異常**や**薬剤**などの修飾で増悪します．特に抗不整脈薬，抗うつ薬，抗精神病薬，抗菌薬（マクロライド系，ST合剤）などの内服歴がないか確認しましょう[4]．

## 4）Brugada症候群（図6）

アジア人種の40〜60歳代の男性に多いBrugada症候群にみられる特徴的な波形を押さえておきましょう．前胸部（V1〜V3）誘導の右脚ブロック型のST上昇に注目して，高位肋間記録（1〜2肋間あげる）も含めて評価します．心筋Naチャネル（例：*SCN5A*）変異の遺伝性疾患のため，突然死の**家族歴**の聴取も重要です[4]．

① 正常肋間記録

V1〜V2 誘導の coved 型 ST 上昇

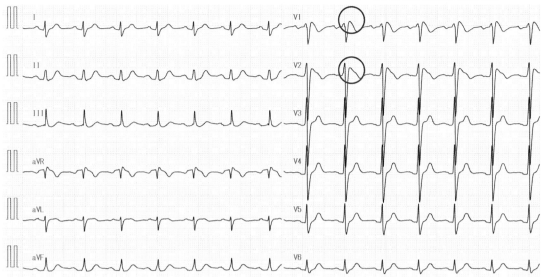

V1・V2 誘導で J 点の有意な上昇（≧ 2 mm）を伴う coved 型（type1）の ST 上昇を認める．
正常肋間で認めない場合は，積極的に高位肋間記録を行うことが重要である．

② 1 肋間上での記録

V1〜V2 誘導の coved 型 ST 上昇

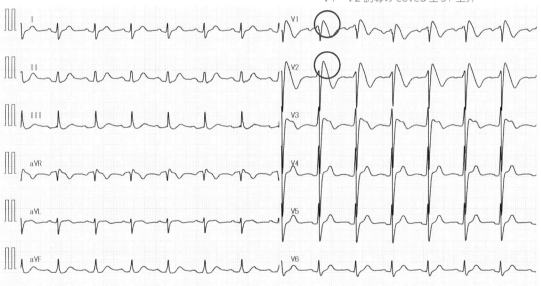

V1・V2 誘導の coved 型 ST 上昇がより顕著に認める．

### 図6 Brugada 症候群

53 歳男性．弟に突然死の家族歴あり．健診で type1（coved 型）の Brugada 型心電図の指摘あり．心臓電気生理検査にて心室細動の誘発を認め，植込み型除細動器（implantable cardio-verter defibrillator：ICD）植込みを施行した．ICD 植込み数年後に心室細動による適正作動を複数回認め，現在薬物治療とカテーテルアブレーションにて再発予防を図っている．

## 5）不整脈源性右室心筋症（図7）

　　心筋細胞間接着に関与するデスモゾームなどの遺伝子異常によって，右室心筋の脂肪変性と線維化をきたす心筋疾患です．右側胸部（V1〜V3）誘導のQRS終末部のε（イプシロン）波，陰性T波，右脚ブロックが特徴で，心室性不整脈による失神や心停止をきたします．右室の形態異常・収縮不全がないか心エコー図で確認します．

① 洞調律時

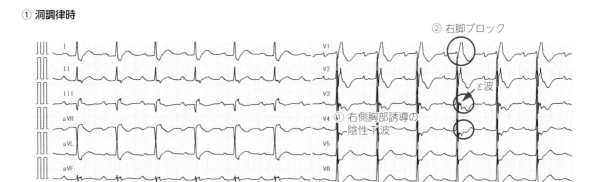

不整脈源性右室心筋症の心電図の特徴
① 右側胸部（V1〜V3）誘導の陰性T波，ε（イプシロン）波
　　＊遅延電位に関しては加算平均心電図による小基準も参考にする
②右脚ブロック

② 心室頻拍

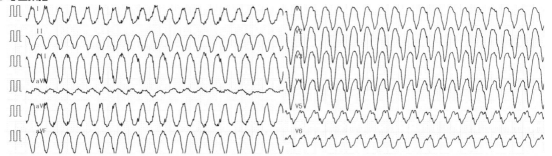

入院後に左脚ブロック型，上方軸（右室下壁起源）の心室頻拍がくり返して発症し，前失神症状を認めた．
心臓電気生理検査にて右室下壁・流出路に広範囲な瘢痕領域と遅延電位を認め，同部位へのカテーテルアブレーションにて頻拍の誘発性は著明に低下した．
二次予防としてICD植込みも追加し，現在頻拍の再発なく経過している．

### 図7　不整脈源性右室心筋症

　　79歳男性．右脚ブロックの指摘あり．突然の動悸と失神を認め，救急搬送．12誘導心電図にて図示するような所見と，心エコー図にて著明な右室拡大と右室収縮能低下を認めた．不整脈源性右室心筋症の可能性が示唆され，入院精査にて確定診断となった．

## 6) 肥大型心筋症（図8）

　　心筋サルコメア遺伝子異常などを中心とした疾患群で，有病率は“約500人に1人”と，比較的よく遭遇する心筋疾患です．著明な左室肥大を反映した左室高電位と胸部誘導の巨大陰性T波を認めます．病的肥大が不整脈基質となり，心室性不整脈を起こします．① 突然死の家族歴，② 原因不明の失神，③ 著明な左室肥大（最大厚≧30 mm），④ 非持続性心室頻拍，⑤ 運動中の血圧異常反応の5つが主要危険因子で，ICDによる一次予防が積極的に検討されます[5]．

## 4 適切なフォローアップ

　　不整脈の関与が強く疑われる病歴・既往・心電図所見がある場合は，“時間軸”を味方につけるべく，中等度〜高リスク例に対して，救急外来での数時間のモニター心電図監視や経過観察入院が推奨されています[2]．救急外来の経過観察ベッドやモニター心電図が使える環境では積極的に活用したいですね．

　　経過観察入院や外来検査では，心エコー図などの心機能評価とともに，長時間心電図検査を検討します．一般的なホルター心電図は24時間ですが，より長時間の記録を行うために，体外式イベントレコーダー（最大14日間）や植込型心電計（最大2〜3年）などを行うことも検討します．再発性失神はもちろん，高リスク外傷（単独の交通外傷など）を伴

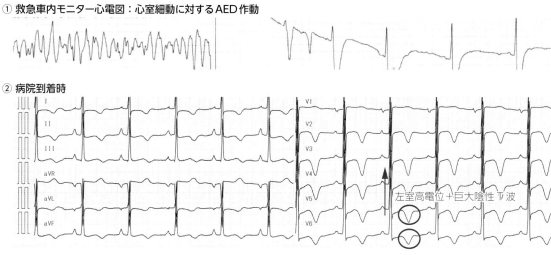

① 救急車内モニター心電図：心室細動に対する AED 作動

② 病院到着時

左室高電位＋巨大陰性T波

左室高電位と広範な胸部誘導に巨大陰性T波を認める．

**図8　肥大型心筋症**

65歳女性．弟に心肥大の家族歴あり．突然卒倒し，救急要請．救急隊到着時は心停止であり，胸骨圧迫などの蘇生処置が開始された．救急隊接触時の初期波形は心室細動であり，AEDによる除細動後に自己心拍再開した．入院精査の結果，著明な心肥大を認め，肥大型心筋症と診断．二次予防のICD植込みを施行し，無事自宅退院した．

う場合は初回発作でも検討します[5]．もし失神発作に一致した有意な心電図波形が記録されたら，それが"犯人"というわけです．疑わしい例では，しつこく"現行犯逮捕"することにこだわりましょう．

不整脈以外では，構造的心疾患や肺循環・大血管疾患として，**大動脈弁狭窄症，急性心筋梗塞，肺塞栓症，大動脈解離**などが，"失神"を主訴に受診することがあります．胸痛の鑑別と同様に，聴診（収縮期雑音），心電図，バイオマーカー（トロポニン，D-dimer），心エコーや造影CTなどの画像検査など，総合的に診断・除外しましょう．

## 症例のつづき

"暑い環境での失神"であり，「脱水による失神」と診断され，帰宅した．2週間後に失神発作を再発したため循環器外来に紹介となった．心エコー図検査では心機能は正常で軽度の左房拡大を認めるのみであった．ホルター心電図では有意な所見はなかったが，初回発作時に外傷を伴っている点や，自動車運転の希望もあり，植込型心電計を施行した．

植込みをして2カ月後，心房細動停止後の最大5秒の洞停止を認め，徐脈頻脈症候群による失神と診断した（図9）．ペースメーカ植込み施行後は失神発作が消失し，就労制限なく順調に経過している．

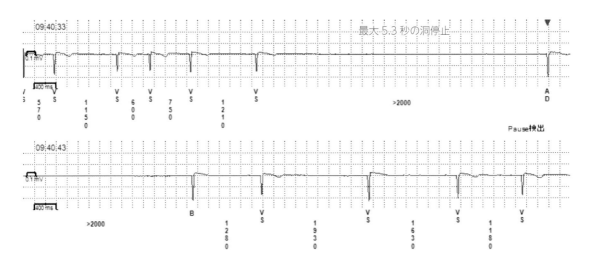

**図9** 植込み型心電計で記録された徐脈頻脈症候群による洞停止

## ■ おわりに

　失神診療では，心電図は当然重要ですが，その前の段階でいかに"病歴"が重要か理解していただけたかと思います．その場で診断が確定できないことも多く，疑い症例に対してリスクの層別化を行い，高リスク例に対してはそのまま経過観察入院を行う判断も必要です．"失神患者を適切にマネジメントできること"は，"良き臨床医としてのスキルをもっている証"だと思います．失神患者を怖がらず，まずは患者の話にしっかり耳を傾けましょう．最後に私の"work up"を紹介します．ぜひ参考に，明日からの診療に役立ててください．

【失神患者に対する初診時 work up】
○詳細な病歴聴取
○バイタルサインをくり返し確認
・起立時・坐位など体位変換による変化も確認する
○心臓の聴診
・特に収縮期雑音がないか注意する
○12誘導心電図
・疑わしければ，モニター心電図でしばらく経過観察を
○血液検査
・血算，電解質，トロポニン，D-dimerに着目する
○心エコー図
・左室収縮能（左室駆出率＜35％），壁運動異常の有無
・大動脈弁の開放制限
・右室拡大，心室中隔の扁平化（D-shape）
・著明な心肥大，左室流出路狭窄
○出血の評価
・直腸診，妊娠反応（意外と落とし穴！）
○神経学的異常があれば，必要に応じてCT，MRIも考慮
・大穴：くも膜下出血，椎骨脳底動脈領域TIA

### 引用文献

1）日本循環器学会，他：失神の診断・治療ガイドライン（2012年改訂版）．2012
https://www.j-circ.or.jp/cms/wp-content/uploads/2020/02/JCS2012_inoue_h.pdf

2）Brignole M, et al：2018 ESC Guidelines for the diagnosis and management of syncope. Eur Heart J, 39：1883-1948, 2018（PMID：29562304）

3）Soteriades ES, et al：Incidence and prognosis of syncope. N Engl J Med, 347：878-885, 2002（PMID：12239256）

4）日本循環器学会，他：遺伝性不整脈の診療に関するガイドライン（2017年改訂版）．2018
https://www.j-circ.or.jp/old/guideline/pdf/JCS2017_aonuma_h.pdf

5）日本循環器学会，他：不整脈非薬物治療ガイドライン（2018年改訂版）．2019
https://www.j-circ.or.jp/old/guideline/pdf/JCS2018_kurita_nogami.pdf

**Profile**

佐藤宏行（Hiroyuki Sato）

手稲渓仁会病院 循環器内科
学生時代から心電図の奥深さに魅了され，循環器医を志すきっかけになりました．どの診療科に進んだとしても心電図の基本的読影能力は絶対無駄にならず，"一生モノ"のスキルとなります．当院は科を問わず，一緒に熱く研修・診療したい医師を随時募集しています！ぜひ気軽にご連絡ください．
Mail：forever.hero0819@gmail.com

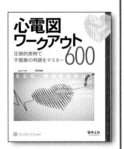

# 動悸：上室性頻拍

津島隆太

① 上室性頻拍の心電図パターンを理解する
② narrow QRS regular tachycardia は心房電位とQRS波の位置関係を掴む
③ 診断・治療目的のATP急速静注の適応・禁忌・解釈を学ぶ

## はじめに

　上室性頻拍は患者さんの切迫した症状と不安定化しやすい血行動態が相まって苦手とする方が多いと思います．一般に12誘導心電図は形態学的に分類されますが，実臨床では各頻脈性疾患がさまざまな心電図波形を重複して織りなすため「教科書通りに分類されない」場面が多く悩ましいと思います．本稿では教科書的な心電図読解と臨床現場でキーポイントとなる周辺情報がリンクするように解説します．

> **症例**
>
> 　心血管系疾患の既往のない77歳女性．外来処置中に突然発症の動悸を訴え，血圧90/60 mmHg，心拍数180回/分の低血圧と頻脈を認めた．12誘導心電図に基づき，あなたはどのようなプランを指導医に伝えるか（図1）？

　心電図を睨む前に，患者さんの血行動態が頻拍に伴って不安定であると判断した場合はBLS/ACLS（Basic Life Support/Advanced Cardiovascular Life Support）アルゴリズムに則った初期治療・蘇生処置を開始しましょう[1]．

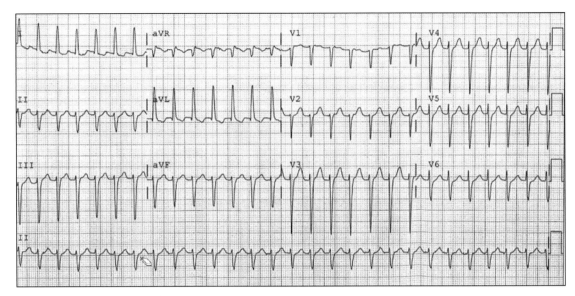

**図1** 症例提示

🔄 **ここがポイント**

..........................................................................................................................

　頻脈で血行動態が不安定な場合，正確な心電図診断を求めずに BLS/ACLS アルゴリズムに則った初期治療を即座に開始する！

## 1  上室性頻脈は2パターンに分類される

　上室性頻拍を効率よく判読するにはパターン認識が重要です．一般に100回/分以上の心拍数を頻脈と捉え，120ミリ秒未満の幅の狭いQRS波形をnarrow QRSと呼びます[2]．上室性頻拍は主に，QRS波のリズム規則性からnarrow QRS regular/irregular tachycardia に大別されます（図2）．このような上室性頻拍が心室内変行伝導すると幅の広いwide QRS波形となるため，心室性不整脈との鑑別が必要です．詳細は「**動悸：心室頻拍，心室細動を含むwide QRS tachycardia**（pp.71～78）」を参照してください．

## 2  narrow QRS regular tachycardia

　QRS波形とその前後にある心房電位（正常または異所性P波）との位置関係を把握しましょう．P波がⅠ・Ⅱ誘導の両方で陽性（上向き）の場合，簡易的に正常（洞調律）P波と判断します[2]．

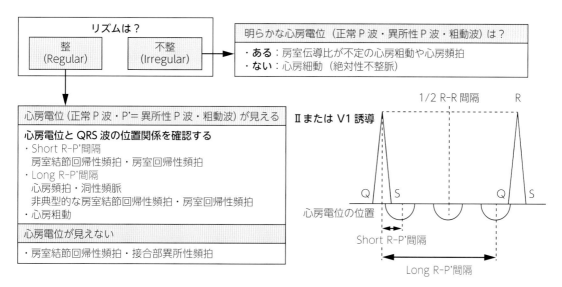

**図2　上室性頻脈の大まかな鑑別プロセス**

上室性頻拍は narrow QRS regular tachycardia と narrow QRS irregular tachy-cardia に大別され，前者では心房電位と QRS 波の位置関係が鑑別の鍵となる．

## 1）明らかな心房電位をQRS波の前後に認めない場合

本症例（図1）では幅の狭いnarrow QRS波が規則正しく150〜170回/分で続き，明らかな心房電位である洞性または異所性P波をQRS波の前後に認めません．QRS波の直後は原則として心室の再分極過程を反映したT波ですから，P波と混同しないように注意しましょう．図1は典型的な房室結節回帰性頻拍（atrioventricular nodal reentrant tachycardia：AVNRT）を疑う心電図です．

### ❶ 房室結節回帰性頻拍

AVNRTは循環器疾患の既往に関係なく幅広い年齢層で認められ，運動やカフェイン・アルコール類の摂取で誘発されます．典型的な心拍数は180〜200回/分ですが，高齢者では内服薬による徐脈作用で心拍数が150回/分前後といった少々「遅い」AVNRTも目にします．AVNRTは房室結節周囲に二重伝導路（Fast & Slow Pathway）をもつ患者さんにおいて，心房興奮波がいずれかの伝導路に流入しリエントリ回路を形成することで発症します[2〜4]（図3A）．心電図モニターでは心拍数が急激な乱高下を示し，このような非生理的な心拍数変化はAVNRTや後述する房室回帰頻拍（atrioventricular reentrant tachycardia：AVRT），心房頻拍を示唆します（図3B）．

### ❷ ATP急速静注による診断的治療

narrow QRS regular tachycardia は心拍数が上がるほど拡張期が短縮し，結果としてQRS波の前後にP・T波が埋没するため心電図診断が困難となります．特に心拍数が150回/分にピタリと固定された際，心房粗動や心房頻拍の2：1房室伝導も考慮しなければなりませ

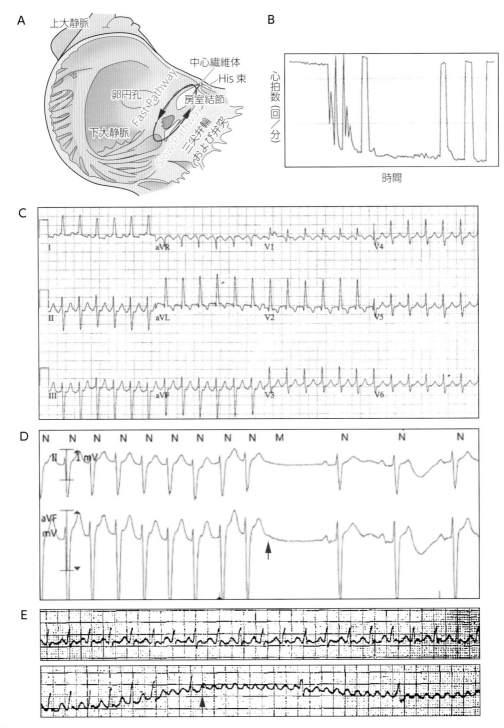

**図3** **房室結節回帰性頻拍**

A）房室結節周囲に形成された二重伝導路の解剖学的位置関係．文献4をもとに作成．

B）リエントリ頻拍によるモニター心電図における非生理的な心拍数変化．

C）心拍数が150回／分に固定された narrow QRS regular tachycardia の12誘導心電図．

D）ATP急速静注で停止した（→）典型的な房室結節回帰性頻拍．

E）ATP急速静注で頻脈停止中に顕在化した心房粗動波（→）上段：ATP急速静注前，下段：同剤投与直後．

ん（**図3C**）．この際，可逆的に房室伝導を遮断するATP急速静注が診断・治療目的で幅広く用いられます．

　なおATP急速静注を避けるべき主な状況は① 急性冠症候群やコントロール不良で有症状の冠動脈多枝病変，② 既知の高度房室ブロック，③ 閉塞性肺疾患（気管支喘息や肺気腫）の急性増悪時，④ 非頻脈時の心電図でΔ波を認める（心房→心室に順行性伝導する副伝導路が存在する，後述）の4つです．

　ATP急速静注は初回6 mg，効果不十分であれば最大12 mgを単回静注します．血中半減期がきわめて短いため，投与時は生理食塩水の急速静注で後押しする点と投与前から12誘導心電図の同時連続記録をする点を忘れないでください．ATP急速静注で房室結節を巻き込んだリエントリ回路が遮断され，典型的なAVNRTでは頻脈停止に伴うポーズ後に正常洞調律波形が続きます（**図3D**）．診断とともに頻脈も停止するので一石二鳥ですね．またATP急速静注で頻拍停止中に異所性P波や心房粗動波が顕在化し，AVNRT以外の上室性不整脈を診断することもできます（**図3E**）[5]．しかし，ATP急速静注で洞調律回帰する非典型的な心房頻拍や心室性不整脈も報告されているため，「ATPで頻脈が停止した＝AVNRT・AVRTと診断できる」となるほど単純ではありません[5,6]．

> **興味のある方へ：AVNRTが織りなす多彩な心電図パターン**
> 　典型的なAVNRTは図1の心電図のように逆行性P波がQRS波内に隠れてしまいます．この逆行性P波が12誘導心電図上に出現するタイミングは一律ではなく，多くの読者を混乱させると思います．心室興奮とFast Pathwayを介した逆伝導による心房興奮にわずかなズレが生じた場合，この逆行性P波が主にV1誘導でQRS波の直後に出現しShort R-P'頻拍に分類されます（後述）．

## 2）心房電位をQRS波の前後に認める場合

　心房電位とそれに先行するQRS波との間隔（R-P'間隔）を確認します（**図2**）．R-P'間隔がR-R間隔の半分未満である場合をShort R-P'頻拍，R-R間隔の半分以上に延長した場合をLong R-P'頻拍と呼びます．

### ❶ Short R-P'頻拍

　主な鑑別は前述のAVNRTとAVRTです．前述の通り，AVNRTにおける逆行性P波をV1誘導でQRS波の直後に認める場合もあります（**図4A**）．AVNRTと混同されやすいAVRTですが，その特徴は房室副伝導路（Kent束）の存在です．洞調律時に心房興奮がKent束を順行性に伝導する場合，副伝導路と房室結節を介した双方の心室興奮が融合されて国家試験でもお馴染みのΔ波を形成します（**図4B**）．Δ波はKent束の存在を示唆し，① AVRTを起こしうる点と② Kent束を介した1：1順行性房室伝導で心房粗動・細動から心室細動を起こしうる点の2つで珍しいながらも非常に重要です．β遮断薬などでRate Controlを試みる前に，必ず過去の洞調律時心電図でΔ波がないか確認しましょう[2,3]．典型的なAVRTの病態生理図を示します（**図4C**）[7]．Kent束を逆伝導した興奮波が心房に伝わって

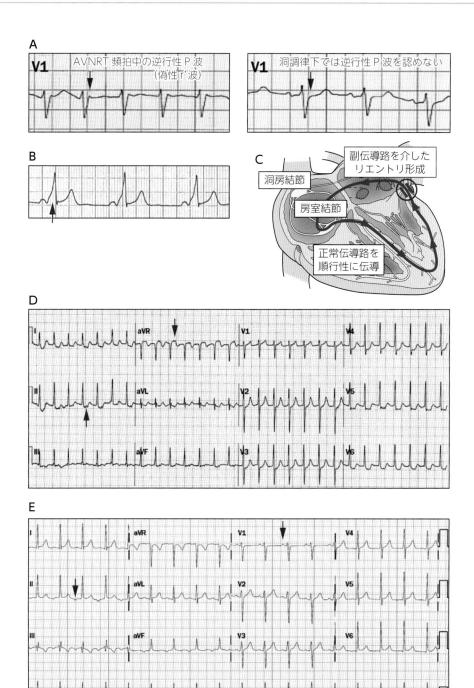

**図4** 心房電位を QRS 波の前後に認める頻拍

A）房室結節回帰性頻拍における逆行性 P 波（Short R-P' 頻拍に分類される）.
B）典型的な顕在性 Wolff-Parkinson-White（WPW）症候群における Δ 波（➡）.
C）正常の刺激伝導系を順行性に伝導した電気活動が室房間の副伝導路を逆行性に伝導する典型的な房室
回帰性頻拍（Orthodromic AVRT）の病態生理図．文献7をもとに作成.
D）Short R-P' 頻拍（➡）を呈する典型的な房室回帰性頻拍の12誘導心電図.
E）Long R-P' 頻拍（➡）を呈する心房頻拍の12誘導心電図.

QRS波の直後に陰性P波を形成した，典型的なShort R-P'頻拍です（**図4D**）．

## ❷ Long R-P'頻拍

　主に鑑別すべきは洞性頻脈，心房頻拍，ならびに非典型的なAVRTやAVNRTです（**図2**）．洞性頻脈の診断は① P波とQRS波の関係が原則1：1，かつ② Ⅰ・Ⅱ誘導で正常洞調律に矛盾しないP波形を認めるの2点が重要です[2]．洞性頻脈は自律神経支配のため心電図モニターでは他のリエントリ性頻脈と異なった緩徐な心拍数の増減を示す点も診断の一助となります．

　心房頻拍は主に右心房内の自律的な局所興奮を反映したマイクロリエントリが原因であり，その特徴は① 心拍数は100〜250回/分未満，② Long R-P'間隔を有する，③ 先行するT波と異所性P波の間に等電位線（Isoelectric Segment）を認めるの3点です（**図4E**）[3, 8]．

## 3）不明瞭な心房電位をQRS波の前後に複数認める場合

　それでは**図5A**の心電図をどう解釈しますか？ narrow QRS regular 150回/分の頻脈ですね．次にすべきことは何でしたか？ そうです，P波を探しましょう．V1誘導でLong R-P'間隔とも思える心房電位をQRS波直後に認めますが，下壁誘導では心房頻拍の診断基準である明確な等電位線を認めず基線がさざ波のように揺れています．今まで見てきたいずれの心電図にも一致しませんね．このような場合は心房粗動（atrial flutter：AFL）を考えましょう．

> 🅕 **ここがピットフォール**
> 　narrow QRS regular tachycardiaで心拍数が150回/分にピタリと固定されていたら，常に心房粗動を考える！

　典型的なAFL（Common Flutter）は，大静脈三尖弁峡部（cavotricuspid isthmus：CTI）を含む三尖弁輪周囲を反時計方向にぐるっと大きく旋回するマクロリエントリ回路が特徴です（**図5B**）[2, 3, 7]．この場合，下壁誘導にてお馴染みの陰性鋸歯状の粗動波と極性が反転した陽性粗動波をV1誘導で認めます（**図5C**）．少々複雑ですが，非典型的なAFLを見てみましょう．CTIを時計方向に旋回する非典型例（Reverse Typical AFL）では下壁およびV1誘導における粗動波の極性が対照性反転するとされますが，実臨床では多くの亜型に悩まされます（**図5D**）[2, 3, 8]．CTIをリエントリ回路に含まない，（主に）左房側AFLは心臓外科手術後やカテーテルアブレーション後の心房壁線維化と関連しています（**図5E**）．粗動波の極性が下壁およびV1誘導間で対照性に反転しない点は診断のヒントになりますが，最終診断は電気生理検査が必要です（**図5D，E**）[3, 8, 9]．

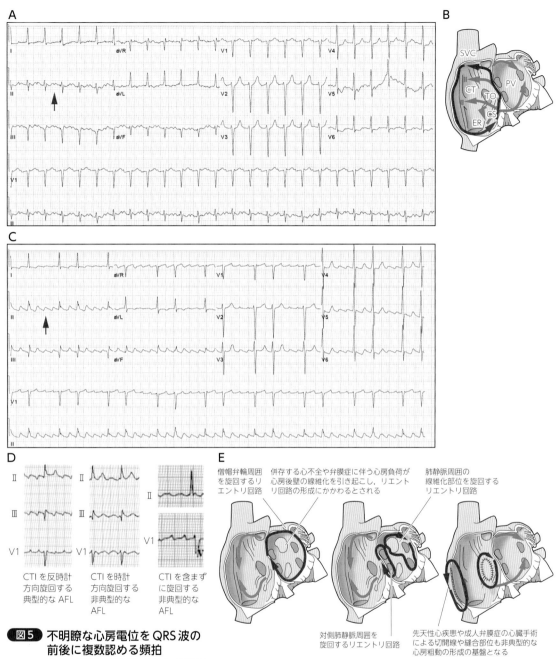

**図5** 不明瞭な心房電位をQRS波の前後に複数認める頻拍

A）150回/分の頻拍例における12誘導心電図．B）典型的な心房粗動と大静脈三尖弁峡部の位置関係．━━▶：Cavotricuspid Isthmus（大静脈三尖弁峡部）は典型的な心房粗動に対するカテーテルアブレーションの標的部位，━━▶：反時計方向に旋回するリエントリ回路，━━▶：心房粗動のリエントリ回路から周囲の心房筋に波及する電気刺激．C）典型的な心房粗動の12誘導心電図．D）心電図変化から推定される心房粗動の局在診断．CTIを反時計方向に旋回する典型的AFL：下壁誘導で陰性の鋸歯状粗動波かつV1誘導で陽性の粗動波を認める．CTIを時計方向に旋回する非典型的AFL：下壁誘導の粗動波は陽転し，対称的にV1誘導の粗動波は陰転している．CTIをリエントリ回路に含まない非典型的なAFL：下壁・V1誘導間で粗動波の極性は一致している（注：非典型的な心房粗動の心電図に基づいた局在診断はいまだに確立していないので解釈は注意してください）．E）非典型的な心房粗動の病態メカニズム．━━▶：非典型的な心房粗動で推定されるリエントリ回路，━━▶：各心房粗動回路から周囲の心房筋に波及する電気刺激．

## 3 narrow QRS irregular tachycardia

　最も重要なのは心房細動を見落とさないことです．心房細動における心房興奮は明確な機序をもちません（絶対性不整脈）．このためP波が消失し，QRS間隔が全くバラバラで基線が細かく揺れる細動波を形成します．頻脈性心房細動では一見regular tachycardiaに見えますが，よく見るとR-R間隔がIrregularな場合が大半です．

　前述の心房頻拍の場合，心房レートが比較的遅いと房室伝導比が1：1のnarrow QRS regular tachycardiaとなる一方で，心房レートが上がると房室伝導比が不規則化しirregular tachycardiaとなります[2]．心房粗動も同様に基礎疾患による心房筋の線維化や抗不整脈薬の併用などで房室伝導比が変化し，narrow QRS irregular tachycardiaとなる場合も多いです[2,3]．しかし，心房頻拍・粗動では心房細動と異なって特徴的な心房電位が12誘導心電図やATP急速静注時のポーズ間に反映されるため鑑別はおおむね可能です．

## おわりに

　本稿では上室性頻拍の心電図読解に関する基礎知識を解説しました．循環器内科医や不整脈専門医にとっても，12誘導心電図は有益な反面で悩ましい所見も同時に複数包含したImperfect Scienceです．心電図診断と電気生理検査結果が大きく乖離することも珍しくありません．初期研修では「詳細な心電図診断」をめざすというより，実際の現場でどう心電図を「役立てる」かを学んでほしいと思います．本稿がその一助となれば幸いです．

## 引用文献

1） American Heart Association：ACLS（Advanced Cardiovascular Life Support）日本語版. 2012
　 http://www.heart.org/idc/groups/heart-public/@wcm/@ecc/documents/downloadable/ucm_445976.pdf

2）「ステップで解読！心電図」（奥村 謙／著），南江堂，2007

3） Page RL, et al：2015 ACC/AHA/HRS Guideline for the Management of Adult Patients With Supraventric-
　 ular Tachycardia：A Report of the American College of Cardiology/American Heart Association Task Force
　 on Clinical Practice Guidelines and the Heart Rhythm Society. J Am Coll Cardiol, 67：e27-e115, 2016
　 （PMID：26409259）

4） Macedo PG, et al：Septal accessory pathway: anatomy, causes for difficulty, and an approach to ablation.
　 Indian Pacing Electrophysiol J, 10：292-309, 2010（PMID：20680108）

5） Rankin AC, et al：Adenosine and the treatment of supraventricular tachycardia. Am J Med, 92：655-664,
　 1992（PMID：1605147）

6） Higa S, et al：Mechanism of adenosine-induced termination of focal atrial tachycardia. J Cardiovasc Elec-
　 trophysiol, 15：1387-1393, 2004（PMID：15610284）

7） MAYO CLINIC：Wolff-Parkinson-White（WPW）syndrome
　 https://www.mayoclinic.org/diseases-conditions/wolff-parkinson-white-syndrome/symptoms-causes/
　 syc-20354626

8） Lee G, et al：Catheter ablation of atrial arrhythmias：state of the art. Lancet, 380：1509-1519, 2012
　 （PMID：23101718）

9） Gerstenfeld EP, et al：Surface electrocardiogram characteristics of atrial tachycardias occurring after pul-
　 monary vein isolation. Heart Rhythm, 4：1136-1143, 2007（PMID：17765610）

## 参考文献・もっと学びたい人のために：

1）「ブルガダ三兄弟の心電図リーディング・メソッド82」（野上昭彦，他／訳，Brugada J，他／著），医学書院，2012

**津島隆太**（Takahiro Tsushima MD）

General Cardiology Fellow
University Hospitals Harrington Heart & Vascular Institute
Case Western Reserve University, School of Medicine
Louis Stokes Cleveland VA Medical Center
現在は米国オハイオ州で一般循環器内科の後期研修中ですが，将来的
には不整脈診療に興味があります．昨今の不整脈診療は心不全・構造
的心疾患・成人先天性心疾患などとのかかわりも増え，非常に興味深
い分野です．本稿が単に医学知識の復習でなく，多くの読者にとって
新たな臨床的な興味・疑問をもつ契機となれば幸いです．

# 動悸：心室頻拍，心室細動を含む wide QRS tachycardia

太田真之

① wide QRS tachycardia で最も重要なことは血行動態の増悪を見逃さないこと

② どんなに血行動態が安定していても電気的除細動ができるように準備する

③ 頻拍時の12誘導心電図はできるだけ記録するが，その場で細かく読む必要はない

④ ATP の投与は診断に有用だが，投与前には頻拍周期が規則的（regular）で単形成（monomorphic）であることを必ず確認する

## はじめに

　本稿では心室頻拍・心室細動の考慮が必要となる wide QRS tachycardia について考えます（wide QRS tachycardia：QRS幅が120ms以上の頻拍）．心室頻拍・心室細動の対応は，病歴聴取→身体所見→検査所見の流れで診断を付けてから治療という手順ではなく，刻一刻と変化する状況に応じて優先順位を明確にしなければなりません．最終的には多岐にわたる背景疾患に応じた治療を考慮していくことになりますが，今回は主に初期対応にfocus して解説したいと思います．

---

### 症例

　心房細動と心筋梗塞の既往がある70歳代男性．数時間前からの呼吸苦を主訴に救急搬送となった．

**身体所見**：意識清明，血圧111/76 mmHg，脈拍数173回/分，SpO$_2$ 98％（マスク3 L），呼吸数24回/分．両側肺野でwheezeを聴取した．

　12誘導心電図では図1A のような wide QRS tachycardia を認めた．

---

A) 12誘導心電図

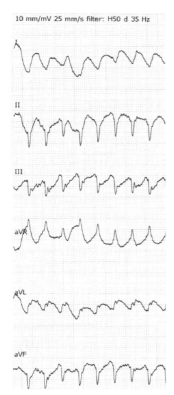

QRS幅は120ミリ秒以上で，右脚
ブロックパターン（V1で陽性）．

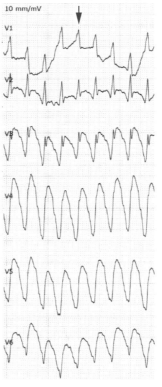

B) 冠動脈造影検査

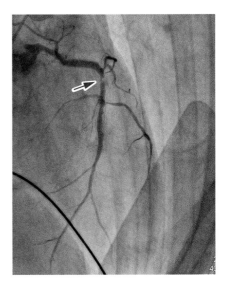

**図1** 症例の心電図と冠動脈造影

A）来院時の12誘導心電図．180回/分前後のwide QRS tachycardia（➤）．
B）冠動脈造影検査（cranial view）．左前下行枝#6に高度狭窄を認めた（➤）．

# 1 wide QRS tachycardiaに対する初期対応

## 1) まず行うこと

　　まずは血圧，脈拍数，酸素飽和度などのバイタルサインの確認，および心電図モニターを装着することが第一です．wide QRS tachycardiaであることが確認されたら，血液ガス分析を含む血液検査およびルート確保を行います．そして最も重要なことは，**たとえ血行動態が安定していたとしても，常に電気的除細動ができる準備をしておくことです．**直ちに使い捨てパッドを貼付しておくのが無難でしょう．

## 2) 血行動態の評価

　　wide QRS tachycardiaで最も重要なことは「**血行動態の増悪を見逃さないこと**」です．1分前まで安定していると判断していても，徐々に血行動態が不安定となり心停止となることもあるため，常に血行動態を考えながら対応しなければなりません．脈以外のバイタルサインのいずれかに異常があれば不安定と考えてよいですが，急激な状態の変化に対応する

ためには，頸動脈の触知および声掛けへの反応で意識状態を適宜確認するとよいでしょう．

血行動態が不安定な状態で優先されることは当然「循環動態の安定」であり，心停止にならないように安定化させることが第一目標ですが，可能であれば電気的除細動で止める前に12誘導心電図を記録しましょう．例えば急性心不全も不安定な血行動態を示す状態ではありますが，非侵襲的陽圧換気（noninvasive positive pressure ventilation：NPPV）などで呼吸状態を安定させつつ12誘導心電図を記録することはできるかもしれません．

心停止となれば優先されることは「脳血流の維持」です．直ちに胸骨圧迫を開始しBLS/ACLS[1]に準じて薬剤投与，電気的除細動を行いましょう．一刻も早く脳への循環を担保する必要がありますので，頻拍が停止しない場合やくり返すような場合にはすみやかに経皮的人工心肺の確立を考慮します．正常洞調律に戻って血圧が維持される，または経皮的人工心肺が確立されることで脳への血流が確保されたら介入可能な原因について考えていきましょう．

## 2 wide QRS tachycardia の診断と治療

wide QRS tachycardiaでは頻拍を止めることに意識が向きがちですが，実臨床では停止させた後に，再発予防としての薬物療法やカテーテルアブレーション，植込み型除細動器などの適応を考えていく必要があり，そのため不整脈の情報を集めることが重要になってきます．急性期では主に12誘導心電図と薬剤に対する反応から大まかな診断を進めつつ治療を行っていきます．

### 1）12誘導心電図

12誘導心電図の記録は診断のうえで最も重要ですが，実は初期対応の時点での細かい診断はあまり重要ではありません．**大事なことは後で振り返られるような心電図を確実に記録に残すことです**．心電図記録を残してから，診断がわからなければまずは心室頻拍として対応を進め，頻拍を停止させて状態を安定させた後に落ち着いて振り返ればよいのです．もし余裕があれば「上室性頻拍との鑑別」と「心室頻拍の起源」の主に2点を観察してみましょう．

### ❶ 上室性頻拍との鑑別

図2A～Cを見てください．いずれもwide QRS tachycardiaですが，心室頻拍は図2Cのみで，図2Aは変行伝導を伴う房室回帰性頻拍，図2Bは副伝導路を介して房室伝導する心房粗動です．このように上室性頻拍でwide QRS tachycardiaとなるのは主に変行伝導を伴う場合または副伝導路がある場合です．鑑別は難しいことも多いですが，心室頻拍については特異度が高い所見がいくつかあるため，まずはこれらを見つけることからはじめてみましょう．

1つは**房室解離**です．心房（P）：心室（QRS）比が1：1であれば上室性頻拍の可能性が

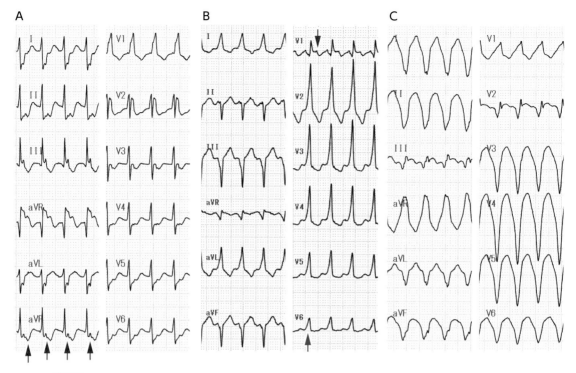

**図2** wide QRS tachycardia のパターン

A) 変行伝導を伴う房室回帰性頻拍．逆行性の P' 波を認め，P：QRS 比は 1：1 となっている（——▶）．

B) 副伝導路を介した房室伝導をする心房粗動．心房粗動の鋸歯状波が 2：1 で心室に伝導している（——▶）．QRS 波形は副伝導路を介しているため Δ 波を認めている（——▶）．

C) 肥大型心筋症に伴う左室心尖部起源の心室頻拍．右脚ブロックパターン（V1 誘導で陽性）で V1 は単相性，V6 は QS パターンを示している．

否定できませんが，12 誘導のうち 1 つでも P 波が確認できれば，心房レートとは独立した**心室レート**が観察できる場合があり，心室頻拍に特異的です（**図3A**）．また，たまたま心房興奮が心室をキャプチャして QRS の形が変化することを fusion beat または capture beat と呼び，心室頻拍を示唆する所見となります．ただし，いずれも感度は高くはありません．見つけたら自信をもって心室頻拍として対応できるという程度です．くり返しますが，**はっきりしなければ心室頻拍として対応を進めていけばよいのです**．ほかにも心室頻拍に特異度の高い所見をいくつか組み合わせて確認する Brugada algorithm[2] がよく用いられますので参考にしてください（**図3B**）．

　今回の症例（**図1A**）では，V1〜V3 で RS パターンを認めますが RS 間隔は 100 ミリ秒を超えず，房室解離もはっきりしません．QRS クライテリアを見ると，V1 が陽性ですので右脚ブロックパターンであり，V1 は qR 型で V6 は QS 型なので，心室頻拍の可能性が高いという判断となります．

A)

↑：QRS とは完全に独立した周期で P 波を認めている（＝ 房室解離）

↑：心房からの興奮と心室頻拍の興奮が合わさって QRS の波形が変化している（=fusion beat/capture beat）

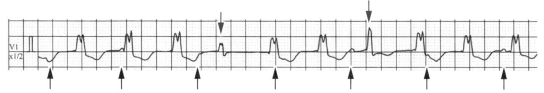

B) Brugada algorithm

| STEP 1 | 全ての胸部誘導に RS 波形がない⇒心室頻拍 |
| STEP 2 | 胸部誘導で R 波の立ち上がりから S 波の谷までの間隔が 100 ミリ秒以上の誘導がある⇒心室頻拍 |
| STEP 3 | 房室解離がある⇒心室頻拍 |
| STEP 4 | V1/2 と V6 誘導の両方で心室頻拍のQRSクライテリア*を満たす⇒心室頻拍 |
| STEP 5 | いずれも満たさない⇒上室性頻拍 |

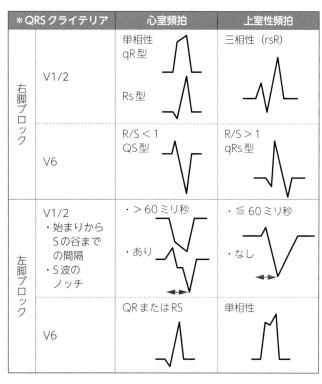

**図3** 心室頻拍と上室性頻拍の鑑別

A) QRS 波と独立した P 波が確認できる（房室解離）．心房からの興奮と心室頻拍の興奮が合わさって QRS の波形が変化する（fusion beat / capture beat）．

B) Brugada algorithm は，心室頻拍に特異度の高い所見を STEP1〜4までで確認し，いずれも認めない場合には上室性頻拍に対する感度 96.5 ％，特異度98.7 ％となる．

文献2をもとに作成．

## ❷ 心室頻拍の起源

　　次に心室頻拍の起源についてです．こちらも初期対応では重要でないことが多いのですが，起源によっては薬剤の選択やその後の治療に影響する場合があり，ある程度の起源がわかると病態の理解が深まって診療に役立つと思いますので，大まかな起源の同定について紹介します[3〜5]．

　　まずは右室か左室かです．右室起源なら右脚が先に興奮するので左脚ブロックパターン（V1誘導で陰性），左室起源なら左脚が先に興奮するので右脚ブロックパターン（V1誘導

で陽性）となります．次に上か下かです．主にⅡ/Ⅲ/aVF誘導の極性で判別し，陽性なら上から下に出ていると判断し下方軸と呼びます．逆に陰性であれば下から上に出ていると判断し上方軸と呼びます．循環器内科にコンサルトする場合も「右脚ブロックパターンで上方軸です」などといえばプレゼンとしてはより丁寧になるかと思います．図2CではV1が陽性で右脚ブロックパターン，つまり左室起源で，Ⅱ/Ⅲ/aVFでは陰性の上方軸ですので，大まかに左室の下のほうから出ていると判断できます．図2Cは肥大型心筋症に伴う心室頻拍の症例で，実際にカテーテルアブレーションの際に左室心尖部起源であることが判明しています．

　同様に今回の症例（図1A）でも，右脚ブロックパターンで上方軸であり，大まかに左室の下の方から出ていると判断できます．この症例では冠動脈造影検査で左前下行枝の高度狭窄を認めた（図1B）ため，その灌流域である左室心尖部領域が虚血に曝されて心室頻拍が出ていた可能性が疑われます．

## 2）ATP（アデノシン）の投与

　ATPはnarrow QRS tachycardiaの鑑別でよく用いられる薬剤ですが，wide QRS tachycardiaでもATPへの反応を見ることは，診断において重要な所見の1つになりますので余裕があれば積極的に投与します．その効果は主に房室結節の伝導を阻害することと認識しましょう．房室結節の伝導が阻害されると，房室結節回帰性頻拍などの房室結節を頻拍回路に含む不整脈であれば停止しますし，心房粗動や心房頻拍であればP：QRS比が変化し，粗動波などが見やすくなります．一方，心室頻拍であれば房室結節の伝導が阻害されても関係ありませんので，特殊な症例を除いて基本的には頻拍に影響を与えないため，**適切なATPの投与でも全く影響を受けない場合には心室頻拍と判断してよいでしょう**．

【投与例】
アデノシン三リン酸二ナトリウム水和物注射液（トリノシン®S注射液，アデホス－Lコーワ注など）　1回20〜40 mg 静注し，すぐに生理食塩水20 mLなどで後押し

　ただし，**頻拍周期が不規則（irregular）な場合や多形性（polymorphic）な場合のwide QRS tachycardiaでは絶対にATPを投与してはいけません**．頻拍周期がirregularなときには副伝導路を介する心房細動（pseudo VT）の可能性があり，ATPの投与で房室結節伝導が抑制されることで，相対的に副伝導路を介した伝導が亢進し心室細動が誘発されることがあります．

## 3）そのほかの薬剤

　心室頻拍の多くは，もともと虚血性心筋症や拡張型心筋症などで心機能の低下が指摘されている症例や急性心筋梗塞が疑われるような症例で，このような場合にはアミオダロンが第一選択となります．状況や施設によってはアミオダロンではなくニフェカラントやリドカインを使用する場合もあり，器質的心疾患を伴わない場合はほかの薬剤を用いることもありますが，ここでは心停止以外の場合のアミオダロンの投与方法を示します．

【投与例】

アミオダロン塩酸塩注射液（アンカロン®注150など）

① 初期急速投与：アミオダロン塩酸塩として125 mg（2.5 mL）を5％ブドウ糖液100 mLに加え，容量型の持続注入ポンプを用い，600 mL/時（10 mL/分）の速度で10分間投与する

② 負荷投与：アミオダロン塩酸塩として750 mg（15 mL）を5％ブドウ糖液500 mLに加え，容量型の持続注入ポンプを用い，33 mL/時の速度で6時間投与する

③ 維持投与：17 mL/時の速度で合計42時間投与する

## ③ wide QRS tachycardia のその後の対応

薬物療法や電気的除細動で頻拍が停止したら原因検索および再発予防を考慮することになります．すぐに介入可能な原因として急性冠症候群と二次性QT延長症候群（薬剤や電解質異常）の2つについては，すみやかに確認しましょう．冠動脈造影検査や電解質の確認を行い，それぞれに応じた対応を行います．そのほかにも wide QRS tachycardia の背景疾患は多岐にわたりますが，疾患によって薬物療法や植込み型除細動器，カテーテルアブレーションなどが考慮されることになります．また，薬物療法や電気的除細動でも頻拍が停止しないときや，停止してもくり返し心室頻拍が出る場合には，介入可能な原因に対する治療のほかに，深鎮静を行うことで制御されることがありますので，状況に応じて鎮静・挿管/人工呼吸器管理を考慮します．

## おわりに

最初に提示した症例に戻ります．来院当初から心不全症状を伴っていた血行動態が不安定な wide QRS tachycardia でしたが，12誘導心電図の記録は可能と判断し，使い捨てパッドを貼付していつでも電気的除細動が可能な状態で記録したところ，左室心尖部由来の心室頻拍の可能性が高いと判断しATPは使用せずアミオダロンの持続静注を開始しました．その間も頻拍は持続し，呼吸状態がさらに増悪して呼びかけに対する反応も乏しい状態となったため，すぐに電気的除細動を施行しました．正常洞調律に復しましたが，頸動脈は触知せずPEA（pulseless electrical activity：無脈性電気活動）であったため直ちに心肺蘇生を開始し，経皮的人工心肺装置を確立して原因精査のために冠動脈造影検査を行ったところ，図1Bのように左前下行枝に99％狭窄を認めたので血行再建を行いました．その後は薬物療法とリハビリテーションを行って退院され，心室頻拍の再発は認めていません．

この症例のように wide QRS tachycardia では刻一刻と状況が変化するため，何が優先されるのかを考え，状況に応じた迅速な対応ができるように意識することが大切です．

### 引用文献

1）「ACLS プロバイダーマニュアル AHA ガイドライン 2015 準拠」〔American Heart Association／編〕，シナジー，2017

2）Brugada P, et al：A new approach to the differential diagnosis of a regular tachycardia with a wide QRS complex. Circulation, 83：1649-1659, 1991（PMID：2022022）

3）Josephson ME & Callans DJ：Using the twelve-lead electrocardiogram to localize the site of origin of ventricular tachycardia. Heart Rhythm, 2：443-446, 2005（PMID：15851350）

4）Segal OR, et al：A novel algorithm for determining endocardial VT exit site from 12-lead surface ECG characteristics in human, infarct-related ventricular tachycardia. J Cardiovasc Electrophysiol, 18：161-168, 2007（PMID：17338765）

5）Andreu D, et al：A QRS axis-based algorithm to identify the origin of scar-related ventricular tachycardia in the 17-segment American Heart Association model. Heart Rhythm, 15：1491-1497, 2018（PMID：29902584）

### 参考文献・もっと学びたい人のために

1）「心室頻拍のすべて」（野上昭彦，他／編），南江堂，2016

2）日本循環器学会，他：2020年改訂版 不整脈薬物治療ガイドライン．2020
https://www.j-circ.or.jp/old/guideline/pdf/JCS2020_Ono.pdf

Profile

太田真之（Masayuki Ohta）

手稲渓仁会病院 循環器内科
電気生理検査／カテーテルアブレーションなどの不整脈に興味があり，循環器診療に携わっています．12誘導心電図はwide QRS tachycardiaの初期診療において役立つことは少ないですが，その後の治療につなげることができる重要なツールであると同時に，落ち着いた段階で見返すと病態の理解が深まり興味深いツールだと思います．研修を通して出会う1つひとつの12誘導心電図を大切に振り返って，ぜひその面白さに気づいてもらえればと思います．

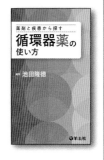

# 呼吸困難：急性肺血栓塞栓症

石井奈津子，辻　明宏

① 洞性頻脈と，圧負荷所見に注目！

② 肺塞栓症の診断と重症度に合わせた治療を組み立てる

## はじめに

　　救急外来や病棟で呼吸困難を訴える患者を診たとき，上気道，下気道，肺胞，肺動脈，心臓，筋骨格系，胸腔など，どこが問題なのかもれなく全体から絞って行きましょう．呼吸困難をきたし心電変図変化を伴う疾患はたくさんありますが，そのなかでも今回は突然発症しうる急性肺血栓塞栓症（acute pulmonary thromboembolism：APTE）の心電図と現場対応に焦点を当て解説します．重症例では心停止にいたる疾患で，日本においても致死率は11.9％と非常に高く[1]，迅速かつ正確な診断と治療が必要です．そのためにはいかに，APTEを思い浮かべるかが重要なポイントとなります．

---

**症例**

　40歳代男性．

**現病歴**：普段からデスクワーク中心で特に生活環境に変化は認めなかった．1週間前から，歩行時の右下肢の疼痛を認めた．来院前日の20時に突然呼吸困難と動悸を自覚し，21時に救急外来を受診となった．

**既往歴**：なし，**内服歴**：なし．

**入院時現症**：身長175 cm，体重85 kg，BMI 27.8，体温36.4℃，血圧121/78 mmHg，脈拍数121回/分 整，SpO2 89％（1 L経鼻），呼吸数22回/分．

---

### 1) 初療

ここまでの主訴と病歴でどのような鑑別をあげ，どのような診察・検査を行いますか？
待合室に患者さんが多いとしたら，この患者さんの優先順位はどうでしょうか？

この患者さんは，優秀な救急外来看護師がバイタルサインを見て，早めに診察室に呼び
入れました．呼吸促迫，酸素化低下を認めたため，モニターをつけながら診察を行い，12
誘導心電図を取りましょう.

---

**症例のつづき**

**身体所見**：両側呼吸音清，心雑音なし，右腓腹筋に把握時痛あり，右下肢腫脹のため左右差を認める.

**採血検査**：動脈血液ガス検査 pH 7.45，PaCO2 28 Torr，PaO2 92.6 Torr，Lactate 2.32 mmol/L，Hb 17 g/dL，Cr 1.23 mg/dL，BNP 576 pg/mL，トロポニンT 0.106 ng/mL，D-dimer 132 UG/mL.

**胸部X線**：心胸郭比（cardiothoracic ratio：CTR）51 ％，肺野に浸潤影なし，肋骨横隔膜角 鋭（図1）.

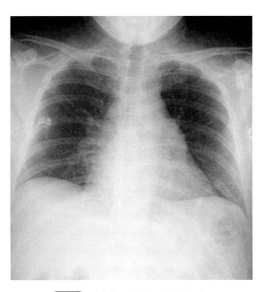

**図1** 症例：胸部X線正面像

---

診察では，胸部に異常はなく片側下肢の疼痛を認めました．SpO2低下の評価のために
行った動脈血液ガス所見では，低酸素血症と低二酸化炭素血症を認め，Lactate上昇を伴う
末梢循環不全が示唆されました．また採血では，腎機能の悪化に加えD-dimerが著明に上
昇し血栓傾向が示唆されます．BNPとトロポニンTは後述するようにAPTEの重症度を評

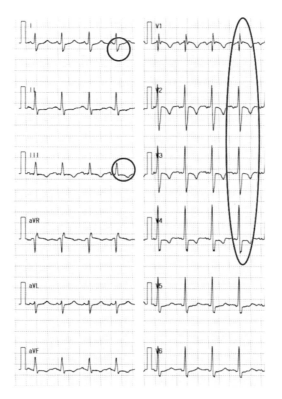

**図2** 症例：12誘導心電図

価するうえで重要な評価項目です．ここまでの所見から，呼吸困難の理由として，気胸や肺炎，肺水腫などの鑑別が否定的となりました．

## 2）12誘導心電図（図2）

**症例のつづき**

洞性頻脈，脈拍数118回／分，正常軸，移行帯はV2，不完全右脚ブロック，Ⅲ，aVF，V1〜V4までT波の陰転化を認める．Ⅰ誘導で深いS波を認める．

まずAPTEの心電図所見としては，洞性頻脈を比較的よく認めます．そして右側前胸部誘導（V1〜V3）でのT波の陰転化も，比較的重症のAPTEにおいて認められます．一方で，APTEの心電図として有名な，S1Q3T3所見（図3，Ⅰ誘導における1.5 mm以上の深いS波，Ⅲ誘導における1.5 mm以上の深いQ波，陰性T波）が揃うことは稀であり，感度20％であったとの報告もあります[2]．そのほかの所見として，移行帯の時計回転所見，肺性P波（四肢誘導における2.5 mm以上または，V1誘導における1.5 mm以上のP波），右軸偏位などがあります．そのためAPTEが鑑別にあがったときは，洞性頻脈と右側前胸部誘導でのT波の陰転化の有無を確認してください．これは心拍数上昇での心拍出量の代償と右室の後負荷増大に伴う右室虚血の所見です．

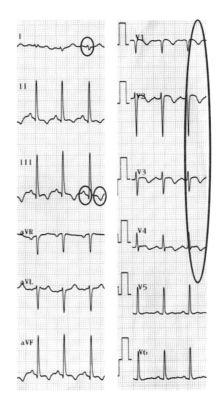

**図3** 参考症例：典型的所見の揃った心電図

洞性頻脈，右軸偏位，S1Q3T3，V1〜V4のT波が陰転化している（○）.

## 3) APTEの検査前臨床的確率の評価

　APTEの検査前臨床的確率の評価方法の1つにWellsスコアがあります（表1）. 患者背景や身体所見などの7項目のうち何項目当てはまるかを点数化し，合計2点以上の場合にAPTEの臨床的確率が高いと判断されます. もう1つの評価方法として，改訂ジュネーブ・スコアがあります（表2）. 合計スコアが，5点以上の場合にAPTEの臨床的確率が高いと判断されます. 両方のスコアに頻脈が含まれていることからも，頻脈は重要な項目であることがわかるかと思います.

　しかし検査前臨床的確率に含まれる心電図所見は洞性頻脈のみで，その他の病歴や身体所見がAPTEの予測により重要になってきます.

　本症例のAPTE検査前臨床的確率は，下腿の腫脹と洞性頻脈の所見から，Wellsスコアでは2点と臨床的確率は高いと判断されました. 一方で改訂ジュネーブ・スコアでは下肢痛と洞性頻脈の所見から4点と臨床的確率は中等度になります.

**表1** Wells スコア

| | |
|---|---|
| PTE あるいは DVT の既往 | ＋1 |
| 最近の手術あるいは長期臥床 | ＋1 |
| 癌 | ＋1 |
| DVT の臨床徴候 | ＋1 |
| 心拍数＞100 回/分 | ＋1 |
| PTE 以外の可能性が低い | ＋1 |
| 血痰 | ＋1 |

（臨床的確率）合計スコア 0〜1：低い，2 点以上：高い．
PTE：pulmonary thromboembolism（肺血栓塞栓症），
DVT：deep vein thrombosis（深部静脈血栓症）．

**表2** 改訂ジュネーブ・スコア

| | |
|---|---|
| 66 歳以上 | ＋1 |
| PTE あるいは DVT の既往 | ＋1 |
| 1 カ月以内の手術，骨折 | ＋1 |
| 活動性の癌 | ＋1 |
| 一側性の下肢痛 | ＋1 |
| 下肢深部静脈の触診による痛みと片側性浮腫 | ＋1 |
| 心拍数<br>　75〜94 回/分<br>　95 回/分以上 | ＋1<br>＋2 |
| 血痰 | ＋1 |

（臨床的確率）合計スコア 0〜1：低い，2〜4：中等度，5 以
上：高い．

## 4）経胸壁心エコー

**症例のつづき**

　下大静脈の拡張を認め，呼吸性変動消失．左室心尖部の四腔像では，左室駆出率＞60％で収縮低下はなし．右室は左室よりも拡大．三尖弁逆流は軽度で，三尖弁逆流ピーク血流速の上昇なし．傍胸骨左縁短軸像で，左室が拡張早期に圧排されD-shape を呈する．右房内に血栓を認めた．

　　心エコーもAPTE疑いの患者さんの補助的診断ツールの1つとしては非常に有用です．APTEの心エコー所見で注目する点は，右心機能不全の有無です．図4①〜④に右心機能不全評価の重要な心エコー所見を示します．① 下大静脈・右心系の拡大，② 右室/左室比，③ 左室のD-shape，④ 右心内の血栓の有無になります[3]．

　　APTEの重症例において急激に上昇した右室後負荷により，右室の拡大が生じます．また肺動脈内のうっ滞により右室も下大静脈も拡張し，下大静脈は呼吸性変動がなくなります．そして，さらに右室圧が上昇すると，心膜で包まれた右心室は左心室を圧排しはじめ，右室が正円形に近づくと左室がD-shapeにつぶされます．また，肺塞栓は急激に右房・右室の圧上昇が起こり，十分な収縮力がなく右室の壁運動が低下するので右室収縮能が間に合わず，三尖弁逆流より簡易ベルヌーイの式より求めた右室-右房圧較差（TRPG）は高値にならない場合も多いです．急性期にTRPGが認められないことに騙されないようにしてください．一方，McConnell徴候とはAPTEのときの特異的所見といわれており，右室心尖部の過収縮が特徴的です．左室が過大収縮し右室の心尖部が牽引されて見かけ上動いて見えるが，右室の壁運動全体は落ちている所見のことをいいます．最後に頻度は稀ですが，右心内（右心房や右心室）に血栓があるかを確認することも大事です．右心内血栓認める症例は，重症例であり抗凝固療法に加え，血栓融解療法や外科的血栓摘除術を検討することが必要になります．

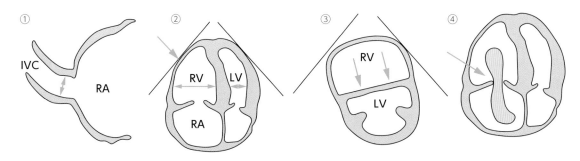

**図4** 右心機能不全評価に注目すべき心エコー所見

## 5）造影CT

この患者さんの場合は，APTEを強く疑うためすぐに造影CT検査を行いました（図5）.

**症例のつづき**

**造影CT**：左右肺動脈に造影欠損を認め（図5A ➡）, 右心の拡大を認めた（図5B➡）. また骨盤内静脈や両側大腿静脈に深部静脈血栓は認めなかった.

APTEの典型的所見は，左右の肺動脈内の丸い造影欠損です. 中枢側から末梢まで肺動脈内を追いかけて探してください. さらに，肺動脈内だけでなく，右室と左室のbalanceにも注目してください. CT水平断はエコーの四腔像に近く，その断面で右室径/左室径を比較し1.0を越える場合，CTにおける右心機能不全の所見です.

さらに，下肢静脈血栓残存血栓に伴う再発が起こりうるか？ という視点で，腹部から下肢までの静脈相も同時に造影することを忘れないようにしてください. 骨盤内や下肢に静脈血栓が残っている場合もあり，再発のリスクの評価にも重要です.

## 6）重症度

では，APTEと診断された場合に重症度はどうなりますか？ まず臨床リスク評価としてPESI score（pulmonary embolism severity index）を用いる（**表3**）ことが推奨されております[2]. 年齢，性別，既往とバイタルサインなどで点数化され，5段階のClass評価を行います. 詳しい検査を待たずともリスク評価ができる点が特徴です.

ショックを認めないPTEは，まず臨床リスク評価と心エコー，造影CTでの右心機能不全の有無により評価されます. 臨床リスク評価がClass Ⅲ以上もしくは右心機能不全を有する場合は，中等度リスクに分類されます. さらに，トロポニンの上昇も認める場合は中等度，高リスクに分類されます. トロポニンの上昇は右心負荷の間接所見のため，より厳重な入院加療を必要とします.

この患者さんはPESI score 90〜99点，中等度：高リスクでClass Ⅲ，心エコーおよび造影CTにて右室機能不全を認め，かつトロポニン陽性のため中等度：高リスクに分類されました. 参考となるフローチャートも用意したので，ぜひ使ってみてください（**図6**）.

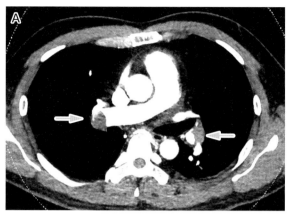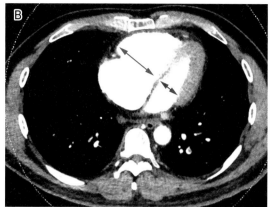

**図5** 症例：造影CT（水平断）

**表3** PESI score

| PESI score | ポイント |
|---|---|
| 年齢 | ＋年齢 |
| 男性 | ＋10 |
| 癌 | ＋30 |
| 慢性心不全 | ＋10 |
| 慢性肺疾患 | ＋10 |
| 脈拍数110回/分以上 | ＋20 |
| 収縮期血圧100 mmHg未満 | ＋30 |
| 呼吸数30回/分以上 | ＋20 |
| 体温36℃未満 | ＋20 |
| 精神状態の変化 | ＋60 |
| 酸素飽和度90％未満 | ＋20 |

| Class | ポイント | 30日間死亡リスク | ％ |
|---|---|---|---|
| Ⅰ | ≦65 | 非常に低い | 0～1.6 |
| Ⅱ | 66～85 | 低い | 1.7～3.5 |
| Ⅲ | 86～105 | 中等度 | 3.2～7.1 |
| Ⅳ | 106～125 | 高い | 4.0～11.4 |
| Ⅴ | ＞125 | 非常に高い | 10.0～23.9 |

## 2 治療方針

### 1）血行動態への加療

　　救急外来でショックを診た場合には，まずvolume負荷を行うこととなりますが，APTE
に関しては弱った右室に対する過度の容量負荷がさらに血行動態を悪化させる可能性が指
摘されています（Class Ⅲ）[3]．APTEによる低心拍出に対しては，ドブタミン，ノルアド
レナリンといった強心薬/血管収縮薬の使用を検討します．血行動態が破綻した場合は，補
助循環を即座に導入することも大切です．

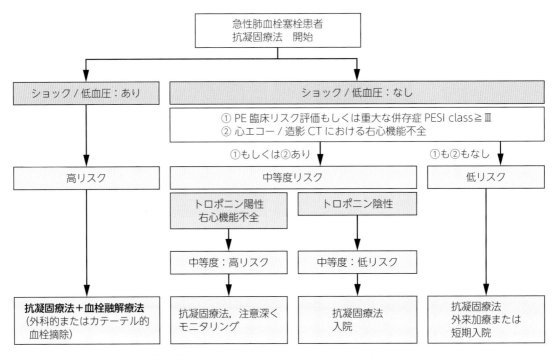

**図6** APTEのリスクレベルと治療のアプローチ
文献2, 3をもとに作成.

## 2) 薬物加療

### ❶ 抗凝固療法

　APTEに対する基本的な治療です．APTE診断時もしくは疑った時点で開始する必要があります．近年，直接作用型経口抗凝固薬（direct oral anticoagulant：DOAC）がAPTEにも使用可能となりました．急性期血行動態の安定している初期治療期および維持治療期に非経口抗凝固薬（未分画ヘパリンもしくはフォンダパリヌクス）またはDOACの投与が推奨されています（Class I）[3]．

　DOACのうち日本でAPTEに適応となるものは，表4の直接Xa因子阻害薬の3つであり，初期治療の量や期間に違いがあるため注意してください．ワルファリンを使用する場合は，PT-INR 1.5〜2.5に管理することが推奨されています（Class IIc）[3]．

### ❷ 血栓融解療法

　適応はショックや低血圧を有する高リスク症例で出血のリスクが低い場合です．日本においては，モンテプラーゼ（遺伝子組換え組織プラスミノーゲンアクチベータ）が高リスク症例に使用可能です．モンテプラーゼは，溶解液に溶かして13,750〜27,500単位/kgをゆっくり静脈内投与します．またショックや低血圧を認めず血行動態が安定していても，右心内血栓のある症例には投与を検討します．

**表4** APTEに対する抗凝固療法

| 一般名 | リバーロキサバン | アピキサバン | エドキサバン |
|---|---|---|---|
| 禁忌となるCCr（mL/分） | ＜30 | ＜30 | ＜15 |
| 投与量（初期投与期間） | 1回15 mg 1日2回（3週間）→1回15 mg 1日1回 | 1回10 mg 1日2回（7日間）→1回5 mg 1日2回 | 1回60 mg 1日1回 |

### ❸ 外科的血栓除去，カテーテル治療

　　高リスクであっても出血のリスクが高い場合，開胸下外科的肺動脈内血栓摘除術もしくはカテーテル治療（肺動脈内血栓破砕術もしくは血栓吸引術）を選択する場合があります．また，右心内血栓の有する症例では血行動態が安定していても外科的手術を検討します．

**症例のつづき：本患者の転帰**

　血行動態の安定している中等度，高リスクAPTEと診断されましたが，右心系内に可動性の血栓があったため，未分画ヘパリン5,000単位単回投与後にモンテプラーゼの投与を行いました．モンテプラーゼ投与30分後には，右室内の血栓は消失しました．未分画ヘパリンの持続投与を行い，翌日には心エコー上右心機能不全も改善しておりました．その後DOACへ切り替え，元気に独歩退院となりました．

## おわりに

　　何科に進もうとも，意外と出会ってしまうのがAPTEです．妊婦，整形外科の術後，消化器癌，精神疾患，脳出血治療中の長期臥床や，交通外傷後のAPTE発症など意外とどの分野でもかかわりがあります．決め手となる採血や画像診断がすぐにできる環境にあるとも限りません．バイタルサイン，身体所見，心電図を武器にAPTEを頭に浮かべるかが大事となります．

### 引用文献

1）Sakuma M, et al：Recent developments in diagnostic imaging techniques and management for acute pulmonary embolism：multicenter registry by the Japanese Society of Pulmonary Embolism Research. Intern Med, 42：470-476, 2003（PMID：12857043）

2）Konstantinides SV, et al：2019 ESC Guidelines for the diagnosis and management of acute pulmonary embolism developed in collaboration with the European Respiratory Society（ERS）. Eur Heart J, 41：543-603, 2020（PMID：31504429）

3）日本循環器学会, 他：肺血栓塞栓症および深部静脈血栓症の診断，治療，予防に関するガイドライン（2017年改訂版）. 2018
https://www.j-circ.or.jp/cms/wp-content/uploads/2017/09/JCS2017_ito_h.pdf

4）Kosuge M, et al：Electrocardiographic differentiation between acute pulmonary embolism and acute coronary syndromes on the basis of negative T waves. Am J Cardiol, 99：817-821, 2007（PMID：17350373）

■ **参考文献・もっと学びたい人のために**

1）「Next Step 心電図を読んで心エコーを究める」（中島 哲/著），金原出版，2015

2）Kosuge M, et al：Prognostic significance of inverted T waves in patients with acute pulmonary embolism. Circ J, 70：750-755, 2006（PMID：16723798）

3）「ECGs for the Emergency Physician 2」（Amal Mattu William J. Brady/著），BMJ Books, 2008

Profile

▎**石井奈津子**（Natsuko Ishii）

国立循環器病研究センター 心臓血管内科部門 レジデント
実臨床では，一枚の心電図のみでは診断がつかないことの方が多いと思いますが，今回の症例を通して患者さんを診察する手助けにしていただけると幸いです。

▎**辻　明宏**（Akihiro Tsuji）

国立循環器病研究センター 心臓血管内科部門 肺循環科
医師になり，はや20年が過ぎた．若い頃より静脈血栓塞栓症に携わり，かなり多くの症例を経験してきた自負がある．しかしながら，一例たりとも同じ症例はなく，勉強の日々は続く．一例一例大事に対応し患者様から学ぶ気持ちを忘れずに今後も診療に携わっていきたい．

# 電解質異常・薬物中毒・その他

森　雄一郎

① いつ，何の目的で心電図を記録するのかを意識して知識を整理する

② 電解質異常をみたら心電図を確認し，心電図異常をみたら電解質を確認する

③ ジギタリス中毒やBrugarda型など，特徴的な心電図波形を覚えておく

## はじめに

　　　　本稿では，電解質異常や薬物中毒などによる二次的な心電図変化といった，これまでの稿の枠に収まらなかった各種病態を扱います．どういう場合に心電図をとる判断を下し，どこに注意して判読するのか，そういった具体的な場面を想定しながら勉強することが，知識を整理するうえでの重要なポイントです．特に研修医の先生方がまず押さえておいた方がよいと思われるものを紹介していきます．

### 症 例

　84歳女性，近隣のクリニックに高血圧，慢性腎不全で通院中．最近は暑い日が続いていたが，エアコンは体に悪いと考えてなるべく使わずに過ごしていた．1日前からの労作時呼吸困難感と全身倦怠感を主訴に受診した．

**内服薬**：オルメサルタン（オルメテック®）1回40 mg 1日1回など

**来院時バイタルサイン**：体温36.3℃，血圧89/56 mmHg，心拍数32回/分，SpO₂ 92%（室内気）

**身体所見**：四肢末梢は冷感があり，かつじっとりした冷汗を触れる．心電図モニターで房室解離を疑い，12誘導心電図を施行したところ完全房室ブロックであった．動脈血液ガス分析でK 7.4 mEq/Lであることが判明し，高カリウム血症の対応を急ぎつつ循環器内科にコンサルトとなった．採血でCr 4.8 mg/dLと上昇しており，脱水，急性腎不全に伴う高カリウム血症

と考えられた．各種所見から循環動態が不安定と思われたため，一時的ペースメーカーを挿入したうえで緊急透析を行うこととなった．

## 1 電解質異常

### 1) 高カリウム血症（図1）

#### ❶ 原因と症状

　　カリウム異常は，初期研修中に最も多く対処することの多い電解質異常ではないでしょうか．高カリウム血症の原因はさまざまですが，ACE阻害薬，ARB，ミネラルコルチコイド受容体拮抗薬（MRA），経口カリウム製剤などが処方されている腎不全症例で出合うことが多いと思います．救急外来では全身倦怠感などの非特異的症状（尿毒症が合併していることもあります）や，徐脈による心不全症状での受診をよく経験します．心電図や血液ガスで早期に発見することが重要ですので，典型的な心電図を覚えておきましょう．

#### ❷ 典型的な心電図所見と対応

　　高カリウム血症では心筋細胞の脱分極が生じにくくなります．初期（6.0 mEq/L〜）の心電図ではテント状T波が生じ，重症化（7.0 mEq/L〜）するとQRS開大，房室ブロック（PQ延長からはじまり，進行すると房室解離）などさまざまな徐脈性変化が出現します．さらに病態が進めば洞停止やサインカーブ様波形が出現しますが，その前に心室細動など

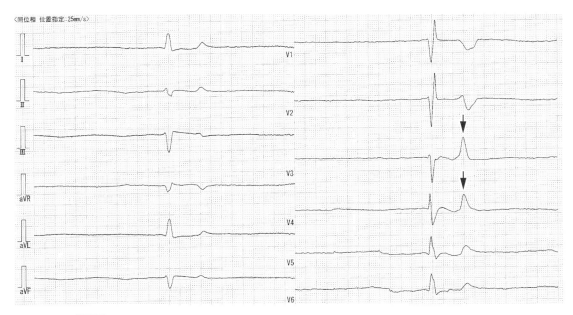

**図1** 高カリウム血症
　P波は消失し，著明な徐脈（心室補充調律）を呈している．T波はV3〜V4で特に増高（——▶）している（テント状T波）．

致死的不整脈に移行することもあります．高齢者ではもともと徐脈性不整脈を伴っていることも多く，その場合はより軽度のK濃度上昇でも徐脈が重症化する可能性があります．

　治療を急がない場合は原因を精査し取り除くことと，必要に応じてK摂取制限や利尿薬でK排泄を促すことで対応します．逆に何らかの症状が生じている場合や，Kが6〜7 mEq/Lを超えるような対応を急ぐ場合には，まず細胞膜安定化のためにグルコン酸カルシウム（カルチコール®）を緩徐に静注し，続いてGlucose-Insulin療法で細胞内にKを取り込ませます．β刺激薬吸入や重炭酸イオン（メイロン®）にもKの細胞内シフトを誘導する作用があるため，必要に応じ選択します．これらは時間稼ぎですので，そうして時間を稼ぐ間に利尿薬の投与や血液透析など根本的治療を計画します．また徐脈で循環動態が破綻する場合には経皮ペーシングを行い，すみやかに循環器内科にコンサルトして一時的ペースメーカー挿入を検討します．

【高カリウム血症の緊急補正方法】
① グルコン酸カルシウム（カルチコール®）1A　緩徐に静注
② 速攻型インスリン10単位＋ブドウ糖50 g（10％ブドウ糖500 mLまたは50％ブドウ糖100 mL）急速点滴または緩徐に静注
　※インスリン1単位に対しブドウ糖5 g以上を使用する
③ 8.4％炭酸水素ナトリウム（メイロン®）50 mL 急速点滴または緩徐に静注
　※8.4％メイロン®には大量のナトリウム（1,000 mEq/L）が含まれることに注意

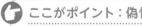 **ここがポイント：偽性高カリウム血症の可能性を忘れないようにする**

　溶血（採血で陰圧をかけすぎた場合）や，著明な血小板数高値の場合には，通常の採血管ではカリウムが高値で検出される．採血手技の影響を疑う場合は再検査だけでよいが，血小板の影響を除外したい場合にはヘパリン採血管で採血を行う．

## 2）低カリウム血症

### ❶ 心電図所見

　低カリウム血症も遭遇することの多い電解質異常です．心電図としてはQT延長，T波平坦化，U波出現など，高カリウム血症と対称的な変化を生じます．また心筋細胞の脱分極が起こりやすくなるため心室性不整脈（心室期外収縮から心室頻拍/心室細動まで）が生じやすくなります．初期研修中はルーチン採血で気づく無症状例のほか，救急外来に筋力低下や悪心嘔吐などの症状で来院した患者さんに対応するケースや，重症例の管理中に心室性不整脈の対処の一貫でK補正の必要に迫られるケースでよく遭遇します．

### ❷ 原因・対処

　原因は多岐にわたるため他書に譲りますが，① 腎性喪失，② 消化管性喪失，③ 細胞内シフトの3つに整理して考えると理解しやすいでしょう．原因への対処に加え，経口・点滴カリウム製剤を用いて補正を行います．末梢点滴での補正は濃度を濃く（40 mEq/L以上

が目安）すると静脈炎を生じるため，ある程度急速な補正が必要な場合にはCV（central venous：中心静脈）カテーテルが必要となります．そこまでのケースはICUやHCUでの管理が望ましいでしょう．補正速度は20 mEq/時以内に留め，末梢静脈から投与する場合は補正液濃度を40 mEq/L以内とすることが望ましいとされています．また，容態が安定するまでは頻回（数時間おき）に採血フォローを行い，過剰補正を防ぎましょう．なおMg欠乏を並行して治療しなければ低カリウム血症は改善しませんが，血清Mg濃度はMg欠乏の有無とあまり相関しないため，明らかな高MgでなければMgを並行して補充する，ということも知っておく必要があります．

**【低カリウム血症の緊急補正方法】**
① 末梢静脈から投与する場合
　3号液（ソルデム®3A）500 mL＋KCL補正液（1 mEq/L）10 mL　1時間以上かけて投与
② 中心静脈から投与する場合
　40 mEq/Lより濃い組成での投与が必要な場合は，中心静脈路からシリンジポンプを用いて投与する．流速を誤ると非常に危険なので，施設で組成を統一することが望ましい

## 3) Ca異常

　高カルシウム血症は**QT短縮**が典型的とされます．ただし余程の重症例を除いて実臨床では心電図から異常に気づくことはあまりなく，また遭遇する頻度もK異常に比べれば少ない印象です．心電図とは別に，内科的な初療を熟知しておく必要はあります．

　低カルシウム血症では**QT延長**が生じます．これはTorsade de Pointe（TdP）の原因になるため対処を急ぐ必要があります．心電図で低カルシウム血症を診断することはあまりありませんが，逆に**低カルシウム血症をみたら心電図を確認し，QTが延長していればTdPに注意する**ことが重要でしょう．急ぐ場合は点滴製剤（グルコン酸カルシウム），そうでない場合は経口製剤で補正します．QT延長に加えPVC（premature ventricular contraction：心室期外収縮）が頻発している場合は特に危険なため，循環器内科医や集中治療医と対処を相談することが望まれます．カリウムをやや高めに保ち，PVCを抑制する抗不整脈薬を考慮するほか，実際にTdPが生じている場合には硫酸マグネシウム，β刺激薬，一時ペーシング〔高心室レートペーシング（自己脈よりも心拍数を高く保つようにペーシングを加えること）することでPVCが入り込むスキをなくします〕などを検討します．

**【QT延長時の補正方法】**
Torsade de Pointeが生じているなどのような緊急時の対応
① 硫酸マグネシウム20 mL（マグネゾール®）1 A　緩徐に静注
② 静注用キシロカイン2％5 mL（キシロカイン®）1A　緩徐に静注
③ 血中カリウム濃度を4.0 mEq/L以上に保つように補正を行う

## 2 薬物中毒

### 1) ジギタリス中毒（図2）

　最近はかなり減ったといわれます．国家試験で覚えた**盆状ST低下**が特徴的ですね．加えて**房室ブロック**を覚えておけばよいでしょう．盆状ST低下とは読んで字の如く下に凸のST低下です．顕著な例ではST移行部が滑らかな曲線に近付きます．ジギタリス中毒が減ってきた理由としては心不全標準治療の変遷と，血中濃度目標値の見直しがあげられます．

　ご存知の方も多いと思いますが，昔は心不全治療薬といえば強心薬で，ジゴキシンが多用されていました．現在は心筋リモデリング予防（ACE阻害薬/ARB，β遮断薬，MRAなど）が主役となり，ジゴキシンの心不全治療薬としての出番はほぼ無くなりました．ただ新規処方はほぼなくなりましたが，昔から内服を続けている患者さんは今もそれなりにいる印象なので注意しましょう．

　ジギタリスの血中濃度目標値は知っておいて損はありません．というのも**多くの検査企業や電子カルテ上で推奨血中濃度よりも高い値が基準値に採用されている**からです．かつて0.5〜2.0 ng/mLが治療域とされていましたが，2003年に「0.9 ng/mLを超えると総死亡はプラセボと同等，1.2 ng/mLを超えると総死亡が増加する」という報告[1]がなされ，**心不全では0.5〜0.8 ng/mLを目標値とする**考えが一般的となりました．しかし電子カルテシステム上で0.8〜2.0 ng/mLという基準値が表示されるためか，血中濃度を測定しているにもかかわらず高めの濃度で管理されている症例を2021年の現在でも散見します．ジ

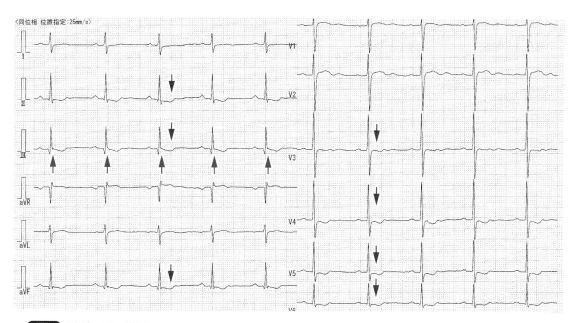

**図2** ジギタリス効果
Ⅱ，Ⅲ，aVF，V3〜V6誘導でSTが低下（➡）している．特にⅢ誘導で特徴的な盆状ST低下（➡）を呈している．

ゴキシンが処方されている症例を見かけたら血中濃度や心電図を測定し，血中濃度高値を疑う場合はぜひ循環器内科医に相談してください．

 **ここがピットフォール**

多くの電子カルテでは，ジギタリスの検査基準値が至適血中濃度よりも高く設定されていて，ジギタリス中毒に気づきづらくなっている．

### 2）二次性QT延長症候群

QTが延長している症例を見つけたら，原因を解除することが重要です．先天性QT延長症候群もあり得ますが，ほとんどが二次性です．電解質異常，たこつぼ症候群などのほか，薬剤を確認しましょう．すべてを覚えるのは難しいですが，表のような一覧がインターネット上でも入手できますので，いつでも確認できるようメモアプリなどに保存しておくと便利です．教科書的には三環系抗うつ薬やマクロライドがよくあげられますが，抗不整脈薬によるQT延長も忘れないようにしましょう．

## 3 その他

### 1）低体温症

低体温症で特徴的な心電図所見はOsborn J波が有名ですが，臨床上は徐脈，QT延長と致死的不整脈の方が問題になります．重度の低体温症では些細な物理的刺激で心室細動が生じることもあり，慎重な対応を要します．また除細動抵抗性になることも多く，施設要件が許せばECMO（extracorporeal membrane oxygenation：体外式膜型人工肺）を躊躇しないことも重要です．

**表　二次性QT延長症候群を生じる代表的な薬剤**

| 抗不整脈薬 | ⅠA群 | キニジン，ジソピラミド（リスモダン®），プロカインアミド（アミサリン®），シベンゾリン（シベノール®）など |
| --- | --- | --- |
| | ⅠC群 | フレカイニド（タンボコール®） |
| | Ⅲ群 | アミオダロン（アンカロン®），ソタロール（ソタコール®），ニフェカラント（シンビット®） |
| | Ⅳ群 | ベプリジル（ベプリコール®） |
| 抗菌薬 | | マクロライド系，ニューキノロン系，ST合剤など |
| 抗真菌薬 | | イトラコナゾール（イトリゾール®）など |
| 抗アレルギー薬 | | ヒドロキシジン（アタラックス®）など |
| 抗精神病薬 | | ハロペリドール（セレネース®），クロルプロマジン（コントミン®，ウインタミン®）など |
| 三環系抗うつ薬 | | アミトリプチン（トリプタノール），クロミプラミン（アナフラニール®）など |

## 2) Brugada型心電図（図3，4）

　偶然見つけてしまうことが多いため，見逃さないことが重要です．CRBBB（complete right bundle branch block：完全右脚ブロック）に似た波形に加えて，V1〜V3誘導でのJ点上昇（0.2 mV以上の場合強く疑う）を伴うST上昇が特徴的です．発見した場合，失神の既往歴と突然死の家族歴を聴取しましょう．Coved型（0.2 mV以上のJ点上昇かつ，上向きに凸のST上昇）や，これらの既往や家族歴がある場合は早めに循環器内科へ紹介してください．それ以外の場合も循環器内科に一度紹介することが望ましいでしょう．というのも，条件を変えれば（ホルター心電図や高位肋間胸部誘導，サンリズム負荷試験など）Coved型を示すことがあるなど，さまざまな要素を考慮してリスク評価を行う必要があるためです．

　特に無症状のSaddleback型（下向きに凸のST上昇）では，循環器内科紹介前に患者さんに突然死のリスクを強調しすぎないように説明することが重要だと思います．Saddleback型心電図は日本人の1％前後に観察され，そのほとんどは突然死とは無縁の人生を送ります．循環器内科受診までは「少し珍しいタイプの心電図です．結局なんでもないことが多いのですが，一度は専門の先生にしっかり診てもらったほうがよいといわれています」程度の説明がよいのではないかと個人的には考えています．

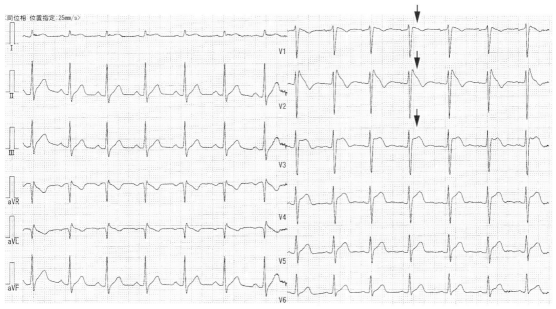

● 図3 ● Brugara型心電図（Coved型）
V1〜V3でJ点上昇を伴うCoved型のST上昇（→）を認める．特にV2で顕著である．

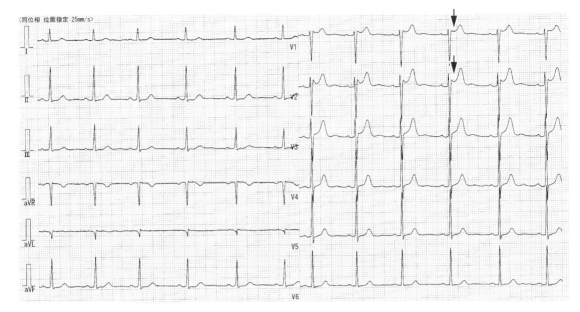

**図4** Brugara型心電図（Saddleback型）

V1〜V2でJ点上昇を伴うSaddleback型のST上昇（➡️）を認める.

## おわりに

　　心電図異常を生じる病気は無数にあり，すべてを覚えることは困難です．まずは頻度の多いもの，急を要するもの，見逃すと予後にかかわるものに的を絞って知識を整理していくとよいでしょう．

### 引用文献

1）Rathore SS, et al：Association of serum digoxin concentration and outcomes in patients with heart failure. JAMA, 289：871-878, 2003（PMID：12588271）

### 参考文献・もっと学びたい人のために

1）「心電図の読み方パーフェクトマニュアル」（渡辺重行，山口 巖/編），羊土社，2006
　　↑定番の一冊．まずはこの本で典型的な心電図波形を押さえましょう．

2）「判読ER心電図I 基本編」（Mattu A，Brady W/著，岩瀬三紀/監訳），西村書店，2010
　　↑大量の心電図クイズと豊富な解説がおすすめポイントです．基本編とはいっても，なかなかやりごたえがあります．

3）「心筋細胞の電気生理学」（山下武志/著），メディカル・サイエンス・インターナショナル，2002
　　↑心筋細胞の電気生理から心電図への理解を深めたい場合におすすめの1冊．初学者にとっては読み応えがありますが，類書のなかでは比較的わかりやすい印象です．

**Profile**

**森　雄一郎**（Yuichiro Mori）

Johns Hopkins Bloomberg School of Public Health
手稲渓仁会病院で循環器内科後期研修を修了後，主に心血管カテーテル治療に従事，医療政策設計に興味をもち，2020年7月よりジョンズホプキンス大学公衆衛生大学院医療政策（Health Systems and Policy）専攻に進学．患者さんに無理なく心血管疾病の予防を実現し，また限られた医療財源のなかで質の高い治療を継続できるような医療政策設計に取り組んでいます．

# 特集関連バックナンバーのご紹介

特集とあわせて
ご利用ください！

---

増刊2019年4月発行（Vol.21 No.2）

## 心電図診断ドリル

波形のここに注目！

森田　宏／編

☐ 定価5,170円（本体4,700円+税10%）　☐ ISBN 978-4-7581-1624-4

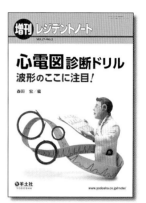

**読者の声**

● 「症例ベースで心電図を学べる点がよかったです」
● 「心電図波形が可能な限り12誘導という点や，冠動脈造影と心電図波形が並べてのっている点は，理解の大きな助けとなりました」

---

2020年1月号（Vol.21 No.15）

## 心不全診療で
## 考えること、やるべきこと

救急外来・CCU/ICU・病棟で、先を見通して動くために
研修医が知っておきたい診断や治療のコツをつかむ！

木田圭亮／編

☐ 定価2,200円（本体2,000円+税10%）　☐ ISBN 78-4-7581-1637-4

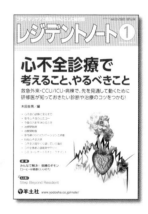

**読者の声**

● 「心不全はメジャーな病態でありながら，きちんと網羅的にやるべきことが把握できていない疾患だったので，知識の復習と補填にとても良い教材となりました」
● 「救急外来での心不全対応，入院後や長期予後に関して考えるべきことなどが詳しくまとめてあり，勉強になりました」

---

増刊2018年6月発行（Vol.20 No.5）

## 循環器診療のギモン、
## 百戦錬磨のエキスパートが答えます！

救急、病棟でのエビデンスに基づいた診断・治療・管理

永井利幸／編

☐ 定価5,170円（本体4,700円+税10%）　☐ ISBN 978-4-7581-1609-1

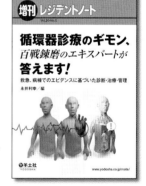

● 「循環器疾患を理解するうえで非常によかったです」
● 「基礎からエビデンスに基づいた最新知識，専門的内容まで，ものすごい充実度でした」

---

**詳細は レジデントノート HPで！**

最新情報もチェック ▶

 **residentnote**
 **@Yodosha_RN**

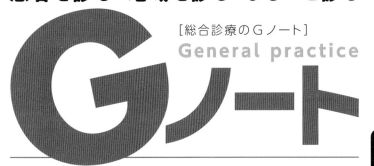

患者を診る　地域を診る　まるごと診る

# Gノート
[総合診療のGノート]
General practice

- 隔月刊（偶数月1日発行） ■ B5判
- 定価3,080円（本体 2,800円+税10%）
  ※ 2019年発行号の価格は
  定価2,750円（本体2,500円+税10%）となります

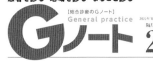
日常診療のなかで**疾患を
見抜くコツ**と対応の
ポイントを**専門医が伝授！**

## 2021年2月号 (Vol.8 No.1)

# リウマチ膠原病
# "らしさ"を捉える！

**Rheumatologist**が伝えたい
日常診療での勘どころ　　　　編集／吉田常恭

- 特集にあたって
- 「数カ月前から朝手が固まって動かしづらいんです」
  〜早期対応で関節破壊を防ぐ！ 関節リウマチ
- 本当に歳のせい？ リウマチ性多発筋痛症・巨細胞性動脈炎
  〜不明熱・不明炎症の王様を一歩踏み込んで理解しよう
- 疑わなければはじまらない！ 全身性エリテマトーデス
  〜"SLEらしさ"を知ることが診断のカギ
- 「私は冷たい人間なんです…」
  〜意外なひと言や積極的問診で症状の本質を見抜く！ シェーグレン症候群
- 「体が冷えて手が腫れぼったいんです」〜3つの軸で攻める！ 全身性強皮症
- Time is muscle, time is life！
  〜早期発見が機能予後，生命予後を変える！ 多発性筋炎／皮膚筋炎
- 「両脚に紫のあざが出てきたんです」
  〜的確な問診と診察で臨床診断に迫れ！ 血管炎
- 「口内炎は痛いけどもう慣れました，いつもあるので」
  〜再発性口内炎があったらベーチェット病？
- 「高熱が続いて蕁麻疹も出てきました」〜除外を行う"型"をもとう！ 成人スチル病
- あなたも出会っているはず！ 脊椎関節炎〜隠れたSpAを適切に発見せよ！
- 歴史から紐解くIgG4関連疾患 〜日本発の新しい疾患概念

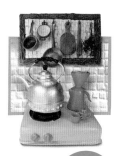

患者を診る　地域を診る　まるごと診る

**Gノート** 2

特集 **リウマチ
膠原病**

# リウマチ膠原病
# "らしさ"を捉える！

**Rheumatologist**が伝えたい
日常診療での勘どころ

編集 吉田常恭

**特別掲載**
- 多職種連携の秘訣
  安藤崇之 from 房総アンディーズ
連載
- 薬の使い分け：睡眠薬
- ガイドライン早わかり：C型肝炎
- 漢方処方のなぜ：下痢
- ワクチンUpdate！：
  小児在宅医療患者への接種
- 資格取得エピソード：
  〔番外編〕日本DMAT隊員 ほか

羊土社
YODOSHA

**最新号**

### 次号予告

2021年4月号
(Vol.8 No.3)

テーマ
# 感染症の外来診療エッセンシャル（仮題）
〜診療所でどこまでみるか〜

編集／関 雅文

# Instagramで
## ゆるーく編集日記を更新中！
**（もちろん雑誌・書籍情報も！）**

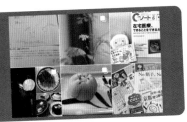

# 連載も充実！

総合診療で必要なあらゆるテーマを取り上げています！

忙しい診療のなかで
必要な知識を効率的に
バランスよくアップデートできます！

## 聞きたい！ 知りたい！ 薬の使い分け

日常診療で悩むことの多い治療薬の使い分けについて，専門医や経験豊富な医師が解説します！患者さんへの説明のコツも伝授！

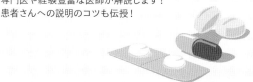

## ガイドライン早わかり

（横林賢一，渡邉隆将，齋木啓子／編）

総合診療医が押さえておくべき各種ガイドラインのポイントをコンパクトにお届けします！

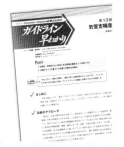

## なるほど！ 使える！在宅医療のお役立ちワザ

在宅医療の現場で役立つツールや，その先生独自の工夫など，明日からの診療に取り入れたくなるお役立ちワザをご紹介！

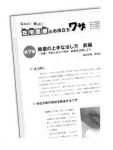

## 誌上EBM抄読会

診療に活かせる論文の読み方が身につきます！

（南郷栄秀，野口善令／編）

エビデンスを知っているだけでなく，現場での判断にどう活かしていくか，考え方のプロセスをご紹介します．実際のEBM抄読会を誌上体験！

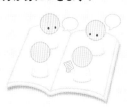

## 赤ふん坊やの「拝啓　首長さんに会ってきました☆」
～地域志向アプローチのヒントを探すぶらり旅～

（井階友貴／執筆）

あなたのまちの首長さんは，地域の医療・健康課題，そして総合診療にどんな思いをもってるの？ －福井県高浜町のご当地ゆるキャラ「赤ふん坊や」が全国を旅して聞いちゃいます！ "地域を診る"ヒントが見つかるかも☆

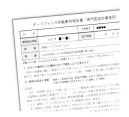

## 地域医療へのきっぷ
私の資格取得エピソード

プライマリ・ケア医として地域で活動するうえで，頼れるアイテムの一つに資格があります．さまざまな資格がありますが，それぞれが活躍するための切符になります．資格を得て活躍している方のお話を聞いてみましょう！

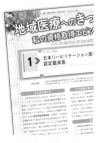

## 思い出のポートフォリオを紹介します

印象に残ったポートフォリオの実例を難しかった点・工夫した点などにフォーカスしてご紹介いただくコーナー．ポートフォリオ作成・指導のヒントに！

## 世界の医療事情

海外に滞在経験のある医療従事者の方々に，各国の医療事情に関連する体験を気軽に読めるレポートとしてご紹介いただきます．

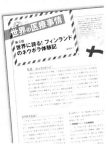

## 詳細は web で！

➡ www.yodosha.co.jp/gnote/

〈最新情報は SNS でも発信しています!〉

**f** gnoteyodosha　🐦 @Yodosha_GN　📷 gnote_yodosha

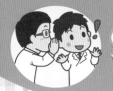
## 第49回　あの電解質は診断にどう役立てる!?

五十嵐 岳

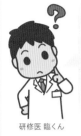

先生，先日外来で2カ月前から両手のしびれが持続する48歳女性が来院されたんです．来院時検査では血清生化学所見：Na 145 mEq/L，K 2.7 mEq/L，Cl 115 mEq/L，尿所見：pH 7.6．低カリウム血症をきたしやすい嘔吐，下痢，内服薬による変化は病歴聴取の結果，否定的だったのですが…この後の診断はどう進めていくのがよいのでしょう？

研修医 臨くん

なるほど．血清生化学所見を確認するとNa 145 mEq/Lと基準範囲上限，K 2.7 mEq/Lは基準範囲以下，Cl 115 mEq/Lは基準範囲以上だね．血清NaやKの変動はみんなよく見ているけれども…この症例のような血清Cl高値はどう解釈したらよいかな!?

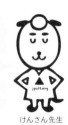

けんさん先生

## 解 説

### ● 縁の下の力持ち・$Cl^-$とは？

　$Cl^-$は細胞外液の主要な陰イオン．$Na^+$と$Cl^-$は食塩として摂取され，大部分は尿中に$NaCl$の形で排泄される．したがって，血中の$Na^+$と$Cl^-$は連動して変化することが多いのだけれど，$Cl^-$は陰イオンの総和を保つという役割もあるため，$HCO_3^-$とも連動して動くことがある．なので，**$Na^+$，$Cl^-$，$HCO_3^-$のバランスをみることが大切**になるんだ．

### ● $Cl^-$はどのような病態で変化する？

　では，$Cl^-$はどのようなときに変動するのだろう？主な変動要因には ① 嘔吐による上部消化管からの$Cl^-$喪失（壁細胞による$Cl^-$分泌→十二指腸以降での再吸収が喪失），② ループ利尿薬による$Cl^-$尿中排泄増加，③ アミノ酸製剤，生理食塩水による$Cl^-$大量投与，④ $HCO_3^-$が呼吸性に失われる呼吸性アルカローシス，⑤ 過剰に産生された酸を処理するために$HCO_3^-$が消費され減少する代謝性アシドーシスの5つがある（図1参照）．

　前述したように$Cl^-$と$HCO_3^-$は陰イオン総和を保たなくてはならないので，$Cl^-$が増加すれば$HCO_3^-$は減少するし，$Cl^-$が減少すれば$HCO_3^-$は増加する．陽イオン総和は$Na^+$数とほぼ同数であることから，$Na^+ = HCO_3^- + Cl^- + AG$（アニオンギャップ）となる（図2参照）．この式を変形すると$Na^+ - Cl^- = HCO_3^- + AG$となるので，次のように考えられる．

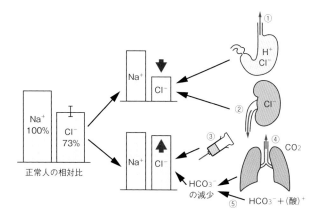

**図1 Cl⁻/Na⁺比が異常を示す場合の考え方**

① 嘔吐による上部消化管からのCl⁻喪失
② ループ利尿薬によるCl⁻尿中排泄増加
③ アミノ酸製剤，生理食塩水によるCl⁻大量投与
④ HCO₃⁻が呼吸性に失われる呼吸性アルカローシス
⑤ 過剰に産生された酸を処理するためにHCO₃⁻が消費され減少する代謝性アシドーシス
文献1より引用.

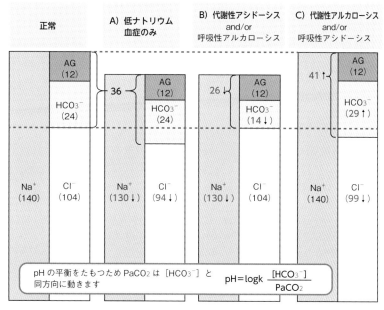

**図2 血清Na値，Cl値の相互関係と予想される酸塩基平衡障害**
文献2より引用.

・Na － Cl ≦ 30　　　→代謝性アシドーシスを疑う（and/or 呼吸性アルカローシス）
・Na － Cl = 31〜39　→代謝性アシドーシスが否定できない
・Na － Cl ≧ 40　　　→代謝性アルカローシスを疑う（and/or 呼吸性アシドーシス）

| **表** | AG正常代謝性アシドーシスの鑑別疾患 |
|---|---|
| **H**yperalimentation | 過栄養 |
| **A**cetazolamide | アセタゾラミド（ダイアモックス®）＝炭酸脱水素酵素 |
| **R**enal tubular acidosis | RTA＝尿細管性アシドーシス |
| **D**iarrhea | 下痢 |
| **U**retero-enterostomy | 尿管腸吻合 |
| **P**ancreatic duodenal fistula | 膵管十二指腸瘻 |

このように **Na$^+$とCl$^-$の関係性をみることによって間接的にHCO$_3$$^-$の変動を予測できるわけなんだ（ただしAGには注意）**．これで簡便に"血液ガス分析を行う必要があるか"を考える指標にすることができるよ．

## ● この症例では？

Na－Cl＝30のため代謝性アシドーシス疑いとなり動脈血液ガス分析を行った結果，pH 7.35，PaO$_2$ 98 Torr，PaCO$_2$ 33 Torr，HCO$_3$$^-$ 18 mEq/L（自発呼吸，room air）．pH 7.35と限りなくアシデミアであり，PaCO$_2$，HCO$_3$$^-$ともに低下を認めるので代謝性アシドーシスと考えられる．AGを計算すると12で正常．AG正常時，鑑別にあげる疾患はHARD－UPと覚えよう（表参照）．このなかで低カリウム血症をきたしやすいのは尿細管性アシドーシスだね．冒頭で尿pH 7.6と尿酸性化障害があることから気がついた方もいるかもしれないけれど，本症例は遠位尿細管アシドーシスにより生じた低カリウム血症に伴う周期性四肢麻痺．手のしびれはそれが原因と考えられるよ．

**Na－ClでHCO$_3$$^-$変動を予測＝酸塩基平衡異常を予測できるので，ぜひ試してみてね．AGのことは忘れずに！！**

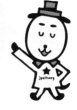

**参考文献**　　1）「異常値の出るメカニズム 第7版」（河合 忠/監，山田俊幸，本田孝行/編），pp125-126，医学書院，2018
2）「血液ガス・酸塩基平衡に強くなる」（白髪宏司/著），pp192-194，羊土社，2013
3）長浜正彦：臨床とCl-1）鑑別診断に役立つ高Cl血症，低Cl血症の考え方．腎と透析，88：397-400，2020

※日本臨床検査医学会では，新専門医制度における基本領域の1つである臨床検査専門医受験に関する相談を受け付けています．専攻医（後期研修医）としてのプログラム制はもちろん，一定の条件を満たすことができれば，非常勤医師や研究生としてカリキュラム制でも専門医受験資格を得ることが可能です．専攻した場合のキャリアプランならびに研修可能な施設について等，ご相談は以下の相談窓口までお気軽にどうぞ！！
日本臨床検査医学会 専門医相談・サポートセンター E-mail：support@jslm.org

※連載へのご意見，ご感想がございましたら，ぜひお寄せください！また，「普段検査でこんなことに困っている」
「このコーナーでこんなことが読みたい」などのご要望も，お聞かせいただけましたら幸いです．rnote@yodosha.co.jp

今月のけんさん先生は…
聖マリアンナ医科大学の五十嵐 岳でした！写真は昨年晩秋に当大学学生さん達と江ノ島まで行ったときの1コマ．一緒に学外へ出かけてみると，学内とは異なる一面が垣間みられておもしろい1日でした．さまざまな不自由を強いられている方が多い現状と思いますが，自由な日常が再び戻ってくることを願っています！

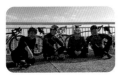

日本臨床検査医学会・専門医会 広報委員会：
五十嵐 岳，上養義典，江原佳史，尾崎 敬，木村 聡，久川 聡，
高木潤子，田部陽子，千葉泰彦，常川勝彦，西川真子，
増田亜希子，山本絢子

日本臨床検査医学会
Japanese Society of Laboratory Medicine

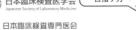日本臨床検査専門医会

臨床検査専門医を
目指す方へ

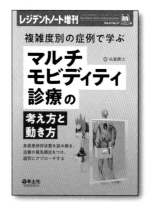
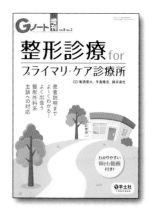

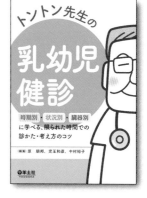

# 病棟コールの対応、おまかせください！

## 当直明けの振りかえりで力をつける！

当直中，突然やってくる病棟からのコール．
どんなときでも慌てずに，自身を持って対応するためのポイントをやさしく解説します．

**藤野貴久**
聖路加国際病院 血液内科

新連載

## 第1回　SpO₂低下に対応しよう①

## ▌連載のはじめに

　　はじめまして．聖路加国際病院の藤野貴久と申します．現在，卒後6年目に突入したまだまだ若輩者ですが，このたび縁あって，このような連載をはじめることとなりました．この連載のコンセプトはずばり「頭も体も働かせて，病棟コールに強くなる！」です．当院では初期研修医のうちから，内科当直を多く経験します．その内容は，ERからの内科への入院依頼の対応と，病棟からのさまざまなコールの対応です．また当院には内科チーフレジデント（**CR**）という存在がいます．初期研修医を主な対象として，内科における教育の責任を請け負っている存在です．私も2019年度にその役職を務めさせていただきました．CRは教育の一環として，当直した研修医とその日の当直内容の振り返りを1対1で行うということを毎日しております．経験したばかりの症例に関する疑問や消化不良な事項をすぐに解決できたり，解決方法を学べたりするので研修医の先生方にも好評で，非常に手ごたえを感じております．この連載では，そのCRと研修医の振り返りを擬似体験していただきます．病棟コールへの対応力を万全とするために内容は体で覚えることと，頭で考えることをベストマッチングさせるような解説にしますので，ぜひ1年間お付き合いいただければ幸いです．

- **■ 当直明けの研修医1年目（JC1）が内科医局CR席へやってくる**

  **J1**：CR先生，お疲れさまです．いやー，昨日も寝られずでした…．

  **CR**：お疲れさま．内容を見たけど入院も病棟もハードそうだったね．振り返りをしてすぐに帰宅しよう．何か疑問点などはあるかな？

  **J1**：あります！病棟からSpO₂低下でコールがあったんですけど，自分の対応がよかったのか自信がなくて．実はSpO₂低下を経験するのもはじめてで，とにかく病室に急いだんですが何から対応してよいのかわからず上級医に言われるがまま血液検査とX線写真を撮影して，抗菌薬を投与しました．こんな症例なんです．

> **症例** 85歳女性で，アルツハイマー型認知症と陳旧性脳梗塞の既往歴があり施設入所中であった．3週間前に複雑性尿路感染症に伴う敗血症性ショックで当院内科へ入院となっていた．すでに敗血症性ショックは離脱し，尿路感染症ならびに *Escherichia coli* 菌血症に対する14日間の抗菌薬治療を終了したばかりであった．もともとは流動食を施設で食べていたが，今回の入院を契機に嚥下能力もさらに低下したため，経鼻胃管を留置して消化態栄養剤を300 mLずつ間欠投与しつつ，言語聴覚士による直接嚥下訓練を行っていた．
>
> 昨晩の22時ころ，看護師がバイタル測定のために訪室した際に頻呼吸とSpO2低下を認め，当直コールとなった．その際のバイタルサインは以下の通り．
> 体温：38.8℃，血圧：148/68 mmHg，脈拍数：120回/分，整，呼吸数：28回/分，SpO2：80 %（室内気）

# SpO2低下の初期対応

　SpO2低下に限らず，バイタルサインの異常は緊急事態ですので，ギアを上げてすみやかに対応しましょう．「後で行きますね」は通用しませんよ．SpO2低下のコールを受けたら図1の順番で初期対応をします．

## ● モニター装着，救急カートの準備，酸素療法の開始

　これは電話口で行う指示ですね．モニターが付いていない患者であれば必ず装着し，救急カートも準備しておいてもらいましょう．使いたい酸素デバイスや蘇生器具が病室にない場合が多いので，忘れないように準備が必要です．

　酸素療法をすみやかに開始することはとても大切です．患者を低酸素の状態から一刻も早く離脱させなければなりません．その重要な根拠として，次の酸素供給量の式をぜひ覚えておきましょう．

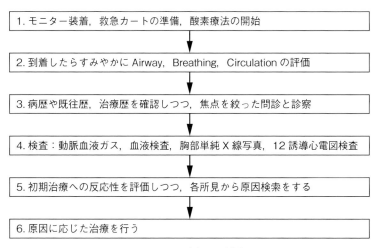

```
1. モニター装着，救急カートの準備，酸素療法の開始
　　　↓
2. 到着したらすみやかに Airway，Breathing，Circulation の評価
　　　↓
3. 病歴や既往歴，治療歴を確認しつつ，焦点を絞った問診と診察
　　　↓
4. 検査：動脈血液ガス，血液検査，胸部単純 X 線写真，12 誘導心電図検査
　　　↓
5. 初期治療への反応性を評価しつつ，各所見から原因検索をする
　　　↓
6. 原因に応じた治療を行う
```

**図1 ● SpO2低下の対応**

$$酸素供給量（DO_2）＝心拍出量（CO）×動脈血酸素含有量（CaO_2）$$
$$＝1回心拍出量×心拍数×\{1.34×ヘモグロビン×動脈血酸素飽和度$$
$$（SaO_2）＋（0.003×PaO_2）\}$$

この式からは，$SaO_2$が$DO_2$に及ぼす影響がいかに大きいかがわかります．通常，パルスオキシメーターで測定した$SpO_2$は70～100％の範囲であれば$SaO_2$と2～3％の解離に収まるとされます．よって酸素療法をすみやかに開始して，$SaO_2$を上げることは患者の生命予後の改善に直結するのです．

### ■ J1 からこんな質問が…

J1：$CO_2$が貯留している患者では$CO_2$ナルコーシスを起こす可能性があると習いました．それでもすぐに酸素療法を開始してよいのでしょうか？

#### ● $CO_2$ ナルコーシス

$CO_2$ナルコーシスは$CO_2$貯留がある場合，低酸素による刺激が呼吸を刺激する唯一の因子となっているため，酸素療法で低酸素が解除されると，換気停止と$CO_2$のさらなる貯留が起こる病態です．これを恐れて酸素療法を開始しきれない研修医をよく見かけます．確かに勉強すればするほど恐ろしい病態です．しかし，低酸素による臓器障害の方が実はもっと恐ろしいことであると，認識を変えてください．$CO_2$貯留は酸素デバイスの変更によって是正することができる病態であり，かつ可逆的です．低酸素血症による臓器障害は不可逆的ですので，**初期対応ではCO2ナルコーシスを恐れずに**酸素療法を開始しましょう．

目標としては，COPD（chronic obstructive pulmonary disease：慢性閉塞性肺疾患）や結核後遺症，神経筋疾患，薬物中毒など$CO_2$貯留のリスクが高い症例では88～92％を維持しましょう．リスクがない，詳細な病歴が不明な場合は94～98％を維持するのがよいでしょう[1]．または$SpO_2$が88％前後で維持できているならば，後の血液ガスの検査結果を待つのもよいです．

## ● Airway の評価

$SpO_2$低下の評価としてまず行うべきは，Airwayの評価です．理由は対応が遅れると致命的であるからです．いわゆる痰詰まりは病棟でも多く生じて，それによる低酸素血症から心肺停止（cardiopulmonary arrest：CPA）に至ることも珍しくはありません．また低酸素血症によるCPAは中枢神経予後も不良ですので，まずAirwayの異常を除外しましょう．

Airwayの評価として**換気が適切にできているか**が重要です．換気が適切にできているかどうかの評価には大きく2つの要素があり，1つ目は患者が適切な呼吸努力をしているか，2つ目は上気道が開通しているかどうかです．それぞれの対応に関して**表1**にまとめておきます．アナフィラキシー反応に関してはwheezesの聴取（Airwayが開通していないとそもそも聴取困難）や蕁麻疹，顔面の腫脹などの傍証を探すことも重要ですが，目立たないこともあるので注意が必要です．直前に使用した薬剤や摂取した食事などを確認しましょう．

表1 ● Airwayの評価と対応

| 評価方法 | 評価内容 | 対応 |
|---|---|---|
| 適切な呼吸努力ができているか？ | 低酸素血症にもかかわらず呼吸数が少ない，意識障害で呼吸できていない | ・気道確保：頭部後屈顎先挙上，下顎挙上法<br>・換気補助：バッグバルブマスク，ジャクソンリース回路 |
| 上気道は開通しているか？ | Stridorの聴取 | 気道確保と換気補助をしつつ原因に応じた対応<br>・痰や食物残渣の誤嚥→吸引<br>・舌根沈下→気道確保と経鼻/経口Airwayの使用<br>・アナフィラキシー反応→アドレナリン0.3 mg筋注<br>・上記でも開通できないと判断したら挿管や輪状甲状靭帯切開を考慮 |

## ■ 内科医局CR席にて振り返りは続く

J1：酸素療法はためらう方が危険なんですね．いつも考えてしまって，酸素療法開始まで時間がかかっていた気がします．でもAirwayの評価が大切だってことはちゃんと覚えていました！

CR：それは素晴らしい！ どう対応したの？

J1：鼻カニューラ（2 L/分）で酸素療法を開始してSpO2は86％程度までしか上がりませんでした．喉元でStridorを聴取したことと，日中から痰の吸引が頻回だったので，痰詰まりの可能性があると判断して吸引を行いました．不慣れだったので看護師さんに手伝ってもらって（汗）．多量の痰が引けてきて，SpO2は90％程度まで上昇してきました．

CR：よい対応だね．酸素療法を電話時点で適切に指示できるように次は頑張ろう．その後はどうしたかな？

J1：痰がとれたことはよかったんですが，まだSpO2は低いままで酸素療法は中止できなかったんです．普段は室内気で90％後半はあった患者なので．その段階で思考停止しちゃって，次のアクションを悩んでいるうちに上級医が来て，華麗な手さばきで対応されてしまって…．

CR：あるあるだね．私もJ1のときはそうだったよ．でも，1つ1つの症例を丁寧に振り返って頭を働かせながら，ルーチンの診察や検査を解釈していけるように訓練すれば自信をもって対応できるようになるから安心してね！

# 呼吸不全の病態と鑑別

　　SpO2低下は呼吸不全と同義です．特にSpO2が90％以下となっている場合には，PaO2が60 Torr未満になっているため緊急性が高いです．呼吸不全の定義と4つの病態を図2にまとめておきます．これらの知識は学生時代にも習ったことがある人が多いと思いますが，臨床に応用できている研修医や専攻医の先生方は少ないのではないでしょうか．まずこれらの定義と機序を復習しつつ，病歴聴取・診察・検査がこれらの機序をどう解き明かしていくのかを解説します．

呼吸不全とはPaO₂＜60 Torr の状態で，PCO₂の貯留の有無によって1型と2型に分けられる．1型はPCO₂の上昇がなく，2型はPCO₂の上昇がある．
＊カットオフは文献によりさまざまだが45～50 Torr以上とする文献が多く，ベースからどのくらい上昇しているかが大切．

| 拡散障害 | 肺外右左シャント（解剖学的シャント） |
|---|---|
| ★広義間質の障害でガス交換が障害<br>・肺水腫：うっ血性心不全，ARDS<br>・間質性肺炎<br>・肺気腫 | ★酸素投与で改善しない<br>・肺動静脈奇形，卵円孔開存，Eisenmenger症候群など |
| 換気（V）- 血流（Q）不均衡 | 肺胞低換気 |
| ★最も重要かつ高頻度．Low V/QにはPEEPが有効<br>・High V/Q：肺塞栓症，COPD<br>・Low V/Q：肺水腫（うっ血性心不全），肺炎，無気肺<br>→究極的には肺内シャントとなる | ★CO₂貯留あり，A-aDO₂の開大なし<br>・気道：異物誤嚥，痰詰まり，アナフィラキシー<br>・呼吸中枢また呼吸筋の障害：脳血管障害，ALS<br>・薬剤性：オピオイドやベンゾジアゼピン系薬剤の過量投与 |

**図2 ● 呼吸不全の定義と4つの病態**
ARDS：acute respiratory distress syndrome（急性呼吸窮迫症候群）
ALS：amyotrophic lateral sclerosis（筋萎縮性側索硬化症）

## ● 疾患と病態は1対1対応ではない

　　図2に示した4つの病態を見るとわかりますが，1つの疾患に複数の病態が絡んでいることがほとんどです．うっ血性心不全では拡散障害のみならずLow V/Q が組合わさっているなどです．「それってとても難しいじゃないですか！？」という叫び声が聞こえてきそうですね．でも病態を考えることには利点があります．それは病態に適した酸素療法がわかるという点です．例えばLow V/Qとなる疾患には総じて呼気終末陽圧（positive end-expiratory pressure：PEEP）が非常に効果的です．特に心不全では根本治療にもなります．疾患と病態を同時に考えることが重要なのです．

> 疾患を想定する → 根本治療を決定できる！
> 病態を想定する → 適した酸素療法や支持療法を決定できる（時にはそれが根本治療につながる）！

## ● 疾患と病態を想定した病歴聴取・診察

　　上気道の異常を除く，入院患者のSpO₂低下の原因の四天王は以下の通りです．

> ・うっ血性心不全
> ・肺炎
> ・肺塞栓症〔多くは肺血栓塞栓症（pulmonary thromboembolism：PTE）〕
> ・肺胞低換気：病棟コールでの多くは痰詰まり，時に薬物中毒

表2 ● 病棟SpO2低下の４大疾患の比較表

| | うっ血性心不全 | 肺炎 | 肺塞栓症 | 痰詰まりや薬物中毒 |
|---|---|---|---|---|
| 呼吸不全の病態 | ・拡散障害<br>・Low V/Q | ・Low V/Q<br>・拡散障害（特に間質性肺炎） | ・High V/Q | ・肺胞低換気 |
| カルテレビュー | ・以前の心機能<br>・心不全の治療歴と入院歴<br>・体重の推移<br>・薬剤歴 | ・肺炎の治療歴<br>・痰の量や吸痰の頻度<br>・間質性肺炎の病歴<br>・薬剤歴 | ・VTE/PTEのリスク<br>・DVTの既往歴<br>・抗凝固療法の有無 | ・日々の痰の量<br>・吸痰回数の推移<br>・嚥下機能<br>・脳血管疾患などの既往歴<br>・薬剤歴：オピオイドとベンゾジアゼピン系薬 |
| 病歴聴取 | ・起坐呼吸<br>・発症様式 | ・食事の際のむせこみ<br>・発症様式 | ・発症様式：立位や歩行したときからの発症，突然発症 | |
| 診察 | ・頸静脈怒張<br>・両側でのcoarse cracklesとwheeze<br>・下腿浮腫など | ・片側性のcoarse crackles<br>・片側での呼吸音減弱（消失には至らない） | ・洞性頻脈<br>・片側性の下腿浮腫 | ・Stridor聴取<br>・Rhonchiの聴取（＝Rattlingともいう）<br>・cracklesは肺炎があれば聴取 |

VTE：venous thromboembolism（静脈血栓塞栓症），DVT：deep vein thrombosis（深部静脈血栓症）
PTE：pulmonary thromboembolism（急性肺血栓塞栓症）

　まずはこれらの４つを想定しながら病歴聴取と診察を行っていきます．表2にはそれぞれの病態，病歴聴取・検査所見の特徴を簡潔にまとめました．特に病棟と救急外来で異なるのは入院中のカルテを参照することで，直近の患者の検査歴や治療歴を参照できることです．表2にはカルテレビューで注目すべき項目もまとめました．

## ● SpO2 低下の際の血液ガスの解釈

　今回は血液ガスの解釈を鑑別にどう結び付けるかまでを学んでおきましょう．SpO2低下の対応の際には**ぜひ動脈血液ガスを評価しましょう**．「CO2評価のためだけなら静脈血液ガスでもよいのでは？」と思った読者の先生方は勉強熱心ですね．確かに動脈血液ガスとのギャップを知っておけば静脈ガスも重要な情報となりますが，酸素化の評価は全くできません．SpO2低下はまさに酸素化の障害ですので，ぜひ動脈血液ガスを評価しましょう．ほかの血算や生化学検査よりも迅速に結果が得られ，かつ病態把握に重要な検査です．

### ① PaO2，SaO2

　まさに酸素化を数字にした指標で，このSaO2はDO2の式にも出てきましたね．SpO2と比較して解離が大きくないか評価します．またPaO2はFiO2とセットで評価します．P/F ratioは呼吸不全の重症度を評価するのに重要です．

### ② PaCO2，pH

　2型呼吸不全かどうかがわかります．PaCO2が貯留している場合には肺胞低換気が絶対に関与しています．pHがすでに低下している場合には注意が必要で，CO2ナルコーシスのリスク

が非常に高いです．$SpO_2$目標を90％前後に下げましょう．

### ③ A-aDO2

　式は割愛しますが，最近では色んな計算アプリで数字を打ち込むだけで計算可能ですのでぜひ毎回計算しましょう．A-aDO2は肺胞低換気以外の3つの病態すべてで開大します．つまり開大がなければ病態は純粋な肺胞低換気である可能性が高いです．ただ病棟コールでは前述の4つの疾患が多いので，肺胞低換気だけによる$SpO_2$低下には出くわしにくいというのが現実です．

### ④ 乳酸値

　血液ガスを採取したら最初に見てしまう値でしょう．これが上昇しているならば，さらにギアを上げなければなりません．低酸素血症から組織低酸素症に至っているからです．不可逆的な臓器障害はもう目の前に迫っています．

### ⑤ HCO3

　$SpO_2$低下と直接かかわりがなさそうですが，意外と重要です．というのも HCO3 の値が上昇している場合には，腎による代償が働いているということなので数日以内に$CO_2$貯留が進行していた可能性があります．逆に HCO3 による代償がみられないならば，$CO_2$貯留は急性に起こった可能性が高いです．

## ● 酸素療法への反応性と動脈血液ガス分析による 呼吸不全の鑑別

　図3にはここまでのまとめとして，鑑別フローチャートをあげておきます．従来の鑑別と違うのは**病態の鑑別が主目的となっている点**です．ここまでの解説を読むことで，ルーチンとしてやっていた酸素療法や血液ガス分析が，病態解析にいかに重要かが理解できたでしょうか．多くの症例は1型呼吸不全の側へ流れていくことになります．あとは，V/Q ミスマッチと拡散

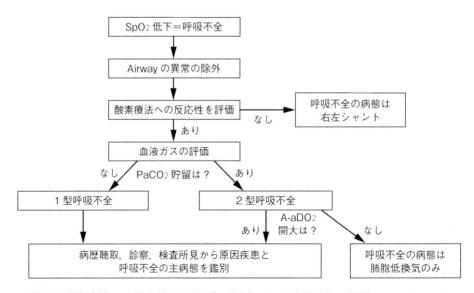

**図3 ● 酸素療法への反応性と血液ガス分析による呼吸不全の鑑別フローチャート**

障害の原因となっている疾患を病歴聴取・身体所見・血液検査・画像検査から突き止めていくことになります．疾患が不明のままでは根本治療が行えないですからね．また呼吸不全に最も寄与する主病態がどの病態なのかによって適切な酸素療法や支持療法が決まってきます．V/Qミスマッチならミスマッチを改善するためにPEEPをかけることや体位変換を行い，肺胞低換気が主病態ならバッグマスクなどによる補助換気を行いつつ，陽圧換気（非侵襲的 or 侵襲的）を実施することになります．

## 本症例の振り返り

動脈血液ガスでは$CO_2$貯留はなく，A-aDO2：20（大気圧）と開大していたため呼吸不全の主病態は拡散障害かV/Qミスマッチであると考えられました．カルテレビューをしてみると，経管栄養を開始してから痰が多く，頻回な吸痰が行われていました．体重はむしろ減少傾向で，身体所見でも浮腫など体液貯留傾向はなく，右下肺野背側でcoarse cracklesを聴取しました．血液検査では白血球数の増加と高CRP血症があるのみで決定的な所見は得られず，胸部単純X線写真では右下肺野に心臓の右縁とシルエットサイン陰性の浸潤影を認めました．以上から，右の誤嚥性肺炎による拡散障害とLow V/Qミスマッチが原因の1型呼吸不全と判断し，主治医チームが来るまでは経管栄養の中止，酸素療法の継続（目標値：94〜98％）と各種培養を採取のうえで抗菌薬投与を開始し，体位ドレナージ（V/Qミスマッチ改善のため健側の肺を下にする時間を長めにするよう指示）を行う方針となりました．

## おわりに

SpO2低下は緊急事態です．ですが，きちんと学んで経験を積めば自信をもって対応できるコールの1つでもあります．また病態生理と臨床を結びつける格好のテーマです．次回もSpO2低下のエッセンスを可能な限り詰め込んでいきますのでぜひついてきてください．内容が盛りだくさんとなってしまったので，最後にこれだけはもって帰って！という珠玉のTake home messageで締めくくりたいと思います．

### \Take home message/

- I SpO2の初期対応は体で覚えておこう！ $CO_2$ナルコーシスを恐れすぎて酸素療法を遅らせない！
- II 病棟でのSpO2低下の四天王は心不全，肺炎，肺塞栓症，肺胞低換気！
- III 常に病態を考えることを忘れずに！疾患から根本治療が，病態から適切な酸素療法（時には根本治療）が導かれる！

◆ 引用文献

1 ) O'Driscoll BR, et al：BTS guideline for oxygen use in adults in healthcare and emergency settings. Thorax, 72：ii1-ii90, 2017（PMID：28507176）


◆ 参考文献

1 )「ウエスト呼吸生理学入門:正常肺編 第2版」（桑平一郎/訳）, メディカル・サイエンス・インターナショナル, 2017
2 )「ウエスト呼吸生理学入門:疾患肺編 第2版」（桑平一郎, 他/訳）, メディカル・サイエンス・インターナショナル, 2018
3 )「コスタンゾ明解生理学 原著第6版」（林 俊宏, 他/訳）, Elsevier, 2019
4 )「On Call Principles and Protocols」（Shane M, et al, eds）, Elsevier, 2016

## Profile

**藤野貴久**（Takahisa Fujino）

聖路加国際病院 血液内科

2016年 福岡大学卒, 2017年度 ベストレジデント, 2019年度 内科チーフレジデント.

自分が初期研修中は当直コールへの対応を体で覚えることで精いっぱいでしたが, 現在では病態生理と組合わせて, 頭も体も同時にフル回転させることが重要であると痛感する日々です. この連載を通して, 皆さんの臨床の手助けになれば幸いです.

Mail：takahisa.fujino0820@gmail.com

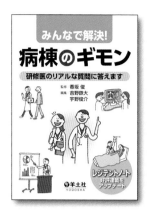
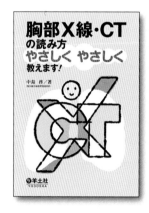
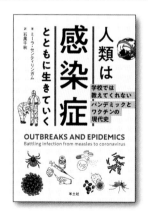

# 画像診断ワンポイントレッスン Part3

本コーナーでは画像診断のとっておきのポイントについて，放射線科の指導医と若手医師，そして初期研修医の3人によるカンファレンス形式で解説していきます．

## 第6回 COVID-19肺炎の画像所見
### ～典型像をおさえよう！～

堀田昌利

## ● カンファレンス

指導医：今回はCOVID-19肺炎の画像所見とその鑑別について説明するよ．COVID-19肺炎は市中感染症となったので，研修医の先生でも知識をもっておく必要があるね．COVID-19の診断にはPCR検査が中心的役割を果たしているけれど，胸部X線や胸部CT検査もそれと同じくらい重要なので，今回はそのCOVID-19肺炎の典型像や鑑別のポイントについて学んでいこう．

### ◀ COVID-19肺炎の典型的所見・非典型的所見

若手放射線科医：それでは症例を提示します．

---

### 症例1  20歳代，女性．

5日前から発熱と咳嗽などの感冒症状があり，胸部CTが撮影された．

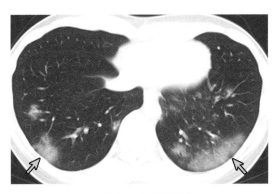

図1　胸部CT（肺野条件）

研修医：両肺下葉にすりガラス影を認めます（**図1** ➡➡）．COVID-19肺炎に合致する所見と思います．

指導医：うーん．間違ってはいないけれど，もう少し詳細に評価する必要があるね．すりガラス影の形状や分布はどうかな？

研修医：末梢主体で，一部は類円形を呈しています．

若手放射線科医：その通りですね．COVID-19肺炎の診断で重要なのは，**すりガラス影（±コンソリデーション）が両側性，下肺野（下葉）優位，胸膜下・末梢優位に分布**しているという点です．これは通常の細菌性肺炎とは異なるので非常に重要です．また，**すりガラス影が類円形を呈する**ことが多いのも，特徴の1つといえます．本例はPCR検査が陽性だったことから，COVID-19肺炎と確定診断されました．

指導医：COVID-19肺炎に関しては，北米放射線学会などから共同で提唱されているCT画像分類が参考になるので，ここで紹介しておくよ（**表1**）．

研修医：うーん…．正直に言って，初学者の私には少しわかりにくいですね．

指導医：このなかで特に重要なのは，典型的所見と非典型的所見だよ．典型的所見があればCOVID-19肺炎の可能性が高くなる一方で，非典型的所見を認めた場合はCOVID-19肺炎を画像的に否定する根拠になるね．以下にポイントをまとめるよ．

### 表1　COVID-19肺炎のCT画像分類

| 画像分類 | 解釈 | CT所見 |
|---|---|---|
| typical appearance（典型的所見） | COVID-19肺炎でよく認められる特異性の高い所見 | ・末梢および両側性に分布するすりガラス影（±コンソリデーション）もしくは小葉間隔壁の顕在化（crazy-paving appearance）<br>・多巣性に分布する円形のすりガラス影（±コンソリデーション）もしくは小葉間隔壁の顕在化（crazy-paving appearance）<br>・器質化肺炎様の所見（reversed-halo sign など） |
| indeterminate appearance（非確定的所見） | COVID-19肺炎で認められることのある非特異的所見 | ・非円形もしくは非末梢分布の，多巣性・びまん性・肺門部優位・片側性すりガラス影（±コンソリデーション）<br>・非円形もしくは非末梢分布の，少数の小さなすりガラス影 |
| atypical appearance（非典型的所見） | COVID-19肺炎で認められる頻度が低い，もしくは未報告の所見 | ・1つの肺葉・区域に限局したコンソリデーション<br>・境界明瞭な小結節，小葉中心性分布（tree-in-bud appearance）<br>・空洞<br>・胸水を伴う小葉間隔壁肥厚 |
| negative for pneumonia（肺炎なし） | 肺炎を認めない | ・CTで肺炎を示唆する所見を認めない |

文献1より引用．

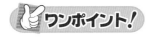

## ワンポイント！ COVID-19 肺炎の CT 画像診断の ポイント[1~3]

### 典型的所見

- 両側性，胸膜直下・末梢，下葉優位のすりガラス影（±コンソリデーション）
- crazy-paving appearance
- vascular thickening
- 器質化肺炎様の所見（reversed-halo sign，牽引性気管支拡張など）

### 非典型的所見

- 1つの肺葉に限局する区域性コンソリデーション（典型：細菌性肺炎）
- 小葉中心性陰影（典型：結核，非定型抗酸菌症）
- 空洞形成（典型：肺膿瘍，結核，真菌症）
- 胸水＋小葉間隔壁肥厚（典型：肺水腫）

若手放射線科医：少し付け加えると，COVID-19肺炎を原因として胸水を生じる頻度は低く，あっても少量に留まることが多いので，**比較的多量の胸水があるような場合は（心不全などの併存疾患がある場合を除き）COVID-19肺炎の可能性は低いと判定できます**．

研修医：なるほど．ところで，用語の説明を追加してほしいのですが，"crazy-paving appearance" と "vascular thickening" とは何ですか．

指導医：いずれも重要なので，それぞれ画像を提示しながら解説するよ．

### 参考症例A 30歳代，女性．

COVID-19のPCR検査陽性例．

- **crazy-paving appearance**[4, 5]（図2○）

**定義**：すりガラス影と網状影が重なりあった陰影．不揃いな敷石状の陰影を呈する．本邦では「メロンの皮様」という用語も普及している．

**病態**：すりガラス影は気腔や間質の異常，網状影は小葉間隔壁肥厚や線維化を反映する．

**本所見を呈しうる疾患**：COVID-19肺炎，肺胞蛋白症，急性間質性肺炎，肺水腫，ニューモシスチス肺炎，細菌性肺炎など．

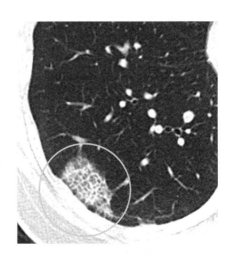

図2　肺HRCT

**参考症例B** 50歳代，女性.

COVID-19のPCR検査陽性例.

・vascular thickening [6, 7]（図3 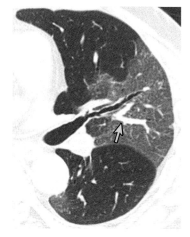 ）

**定義**：病変部（特にすりガラス影内）の肺血管拡張.

**病態**：（肺野領域の浮腫を処理する過程での）リンパ管拡
張や間質浮腫を反映しているともされるが，十分にわ
かっていない.

**本所見を呈しうる疾患**：COVID-19肺炎，器質化肺炎，
その他ウイルス性肺炎など.

図3　肺HRCT

**若手放射線科医**：少し追加すると，vascular thickeningは判定が難しいことも多く，診断の際
には周囲もしくは対側肺の同部位に位置している血管径と比較するとよいでしょう.

**研修医**：わかりました.

　それでは次に「器質化」について教えてください. 特発性間質性肺炎の分類に，特発性器
質化肺炎（cryptogenic organizing pneumonia：COP）という項目があったと思うのです
が，COPと器質化は違うのでしょうか.

**指導医**：よい質問だね. 今回説明している「器質化」というのは，いわゆるOP（organizing
pneumonia）パターンを呈するという意味で使用されているよ. OPパターンを呈する病態
は複数存在し，実際には感染性肺炎や薬剤性肺炎でみられることが多いのだけれど，いろい
ろ調べてもその原因が不明だった場合にCOPという診断がなされるわけだね. したがって，
ここでは**COVID-19肺炎の典型的所見に「OPパターン」がある**と理解するとよいね.

**研修医**：なるほど. それでは，OPパターンとは具体的にどのようなものなのか教えてください.

**若手放射線科医**：OPパターンの代表的な画像所見として，reversed-halo sign，牽引性気管支
拡張などがあります. 収縮性変化を伴ったコンソリデーションとともに，これらの陰影を認
めるのが典型的なOPパターンですね. いずれも重要な所見なので，ここでまとめておきま
しょう.

## ◀ 器質化（いわゆるOPパターン）を示唆する所見

### 参考症例C 40歳代，男性.

COVID-19のPCR検査陽性例.

・reversed-halo sign [8]（図4○）

定義：辺縁が濃厚な浸潤影，内部が淡いすりガラス
影で構成される円形〜半円形の陰影.

病態：辺縁部は器質化肺炎と虚脱した肺組織，中心
部は肥厚した肺胞隔壁と浮腫で構成される.

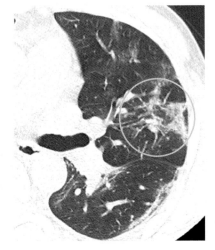

図4　肺HRCT

### 参考症例D 60歳代，女性.

COVID-19のPCR検査陽性例.

・牽引性気管支拡張 [9]（図5○）

定義：不規則に拡張した気管支. その形状から，数珠状気管支拡張とも呼ばれる.

病態：肺組織の線維化により，近傍の気管支が牽引され拡張したもの.

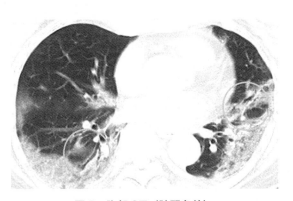

図5　胸部CT（肺野条件）

指導医：OPパターンを呈しうる疾患にはCOVID-19肺炎，細菌性肺炎，薬剤性肺炎，特発性
器質化肺炎（COP），慢性好酸球性肺炎（chronic eosinophilic pneumonia：CEP）などが
あるよ.

**表2　COVID-19肺炎CT所見の経時的変化**

| 病期 | 発症後日数 | CT所見 |
|---|---|---|
| early stage（早期） | 0〜5日 | ・正常<br>・すりガラス影（片側性も多い） |
| progressive stage（進行期） | 5〜8日 | ・すりガラス影の範囲・サイズ拡大<br>・crazy-paving appearanceの出現 |
| peak stage（ピーク期） | 9〜13日 | ・コンソリデーションの出現/拡大 |
| late stage（後期） | ≧14日 | ・すりガラス影/コンソリデーションの消退<br>・器質化肺炎様の所見の出現 |

文献2より作成.

研修医：やっと理解できました．そうなると，COVID-19肺炎は，すりガラス影から器質化肺炎様の陰影に至るまで，比較的幅広い画像所見を呈するわけですね．

若手放射線科医：その通りですが，ここに時系列という概念を持ち込むと比較的すんなり理解できます．具体的には，**COVID-19肺炎は発症後の日数に応じて，すりガラス影→crazy-paving appearance→器質化肺炎様所見（OPパターン）というように画像所見が変化します**（表2）．

研修医：なるほど！最初に説明していただいた典型的所見というのは，各病期の典型像に相当するわけですね．最初は炎症や浮腫を反映したすりガラス影が主体だけれども，徐々に器質化を反映した陰影が広がってくるということですね．

指導医：その通り！経時的変化を追えた症例を以下に提示するよ．

**症例2**　**60歳代，男性.**

数日前から感冒症状があり，PCR検査をしたところCOVID-19陽性だった．$SpO_2$低下があり，胸部CTが撮影された．

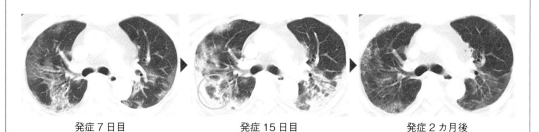

発症7日目　　　　　　　　発症15日目　　　　　　　　発症2カ月後

**図6　胸部CT（肺野条件）**

研修医：発症7日目では両側胸膜下優位のすりガラス影が主体ですが，15日目ではコンソリデーションが目立つようになっていますね．また，reversed-halo sign（図6○）も出現しており，いわゆるOPパターンを呈しています．このように陰影が推移するわけですね．

若手放射線科医：その通りです．本例は2カ月後でもすりガラス影や索状影の残存がありますが，比較的重症の肺炎を呈した症例では陰影が一部残ることも多いです．一方，軽症の肺炎では肺炎像が完全に消失することが多いですね．

指導医：この辺りが後遺症と関連するのだろうけど，長期予後に関してはこれからの報告を待ちたいところだね．

研修医：COVID-19肺炎の典型的画像所見と経時的変化について理解できた気がします．

## ◀ COVID-19診断におけるCTの位置づけ

若手放射線科医：最後にCOVID-19診断におけるCTの位置づけについて説明します．COVID-19診断のゴールドスタンダードはPCR検査です．PCR検査が直ちに施行できない施設などでは，胸部CTをスクリーニングとして用いることも場合によってはやむをえないですが，特に無症状や軽症患者では胸部CTが陰性のことが少なくなく，肺炎所見がなくともCOVID-19感染を否定できないため，**スクリーニングとして胸部CTを施行することは一般に推奨されません**[2]．

研修医：そうなんですね．COVID-19肺炎患者は全例でCT撮影が必要なのかと思っていました．

指導医：**CT撮影が推奨されるのは，中等度〜重症の呼吸器症状を呈している症例**だね．中等症以上では大部分の症例で肺炎像を認めるし，COVID-19肺炎の重症度評価やその他呼吸器疾患の鑑別，合併症評価にもCTは有用なので，例えば酸素吸入が必要な症例ではCT撮影は必須といえるね[2]．パンデミック下では医療資源も限られるので，本当に必要な症例に絞ってCTを撮影するようにしよう．

### 引用文献

1）Simpson S, et al：Radiological Society of North America Expert Consensus Statement on Reporting Chest CT Findings Related to COVID-19. Endorsed by the Society of Thoracic Radiology, the American College of Radiology, and RSNA - Secondary Publication. J Thorac Imaging, 35：219-227, 2020（PMID：32324653）

2）Kwee TC & Kwee RM：Chest CT in COVID-19：What the Radiologist Needs to Know. Radiographics, 40：1848-1865, 2020（PMID：33095680）

3）Prokop M, et al：CO-RADS：A Categorical CT Assessment Scheme for Patients Suspected of Having COVID-19-Definition and Evaluation. Radiology, 296：E97-E104, 2020（PMID：32339082）

4）Johkoh T, et al：Crazy-paving appearance at thin-section CT：spectrum of disease and pathologic findings. Radiology, 211：155-160, 1999（PMID：10189465）

5）Lee CH：The crazy-paving sign. Radiology, 243：905-906, 2007（PMID：17517945）

6）Bai HX, et al：Performance of Radiologists in Differentiating COVID-19 from Non-COVID-19 Viral Pneumonia at Chest CT. Radiology, 296：E46-E54, 2020（PMID：32155105）

7）Adams HJA, et al：Chest CT Imaging Signature of Coronavirus Disease 2019 Infection：In Pursuit of the Scientific Evidence. Chest, 158：1885-1895, 2020（PMID：32592709）

8） Kim SJ, et al：Reversed halo sign on high-resolution CT of cryptogenic organizing pneumonia：diagnostic implications. AJR Am J Roentgenol, 180：1251-1254, 2003（PMID：12704033）

9） Westcott JL & Cole SR：Traction bronchiectasis in end-stage pulmonary fibrosis. Radiology, 161：665-669, 1986（PMID：3786716）

**堀田昌利**（Masatoshi Hotta）

国立国際医療研究センター 放射線科

画像診断ワンポイントレッスンも遂にPart3を迎えました．これからも，日常診療ですぐに役立つ画像診断のコツをわかりやすく解説していきます．「画像診断って面白いなぁ」と1人でも多くの先生に感じてもらえれば嬉しいです．

※本連載は隔月掲載です．

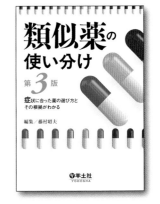
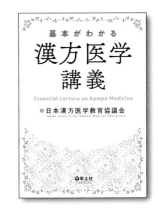
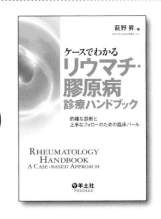
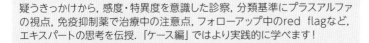

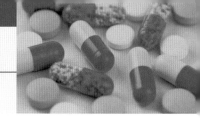

# よく使う日常治療薬の正しい使い方

# アレルギー性鼻炎に対する薬の正しい使い方

藤枝重治（福井大学 耳鼻咽喉科・頭頸部外科学）

### ◆薬の使い方のポイント・注意点◆

・処方する前にアレルギー性鼻炎の診断を正しく行うことが肝要である
・アレルギー性鼻炎には，眠気および抗コリン作用がほとんどない第2世代後期抗ヒスタミン薬処方が第一選択となる
・鼻閉が強い症例には，鼻噴霧用ステロイドを併用するか抗ロイコトリエン薬を使用する

## 1．アレルギー性鼻炎とは？

アレルギー性鼻炎とは，発作性かつ反復性のくしゃみ，鼻水，鼻づまり（3症状）を主訴とする最も罹患頻度の高い疾患のひとつで，特にスギ花粉症は日本の国民病ともいわれている．7〜10日間以上持続する発熱のない風邪症状を認めるとき，アレルギー性鼻炎を疑う．アレルギー性鼻炎はハウスダストやダニによる1年中症状を有する通年性アレルギー性鼻炎と，花粉飛散期に起こる季節性アレルギー性鼻炎に分類される．通年性は春先，秋口，冬のはじまりなど季節の変わり目で，1日の気温差が大きいときに症状が強く，季節性は花粉の飛散量が多いときに症状が強い．スギ花粉飛散量はかなり多いため，症状は強烈であり，花粉飛散ピーク時には鼻はほとんど詰まった状態で，鼻水を飲み込むこともできず，鼻水が鼻から口に垂れ流し状態になることもある．また鼻閉のため睡眠障害をきたす場合もある．

診断にはアレルゲンの同定もしくは病歴聴取によるアレルギー症状と関連づけることのできる事実の証明が必要である．そのためには，血清中抗原特異的IgE（ヤケヒョウダニ・コナヒョウダニ・スギ・ブタクサ・シラカンバ・カビ一般）を測定し，陽性を確認するのが最も簡便である．

## 2．アレルギー性鼻炎の病態（図1）

アレルギー性鼻炎は，鼻粘膜におけるIgEを介したI型アレルギーである．吸入抗原（アレルゲン）が鼻腔内に侵入すると，肥満細胞上のIgEと結合し，肥満細胞からヒスタミン・ロイコトリエンを中心とした化学物質が遊離される．ヒスタミンは，知覚神経にあるヒスタミン受容体1（H1受容体）に結合して神経を刺激し，脳幹部のくしゃみ中枢に到達することでくしゃみを起こす．さらに遠心性の神経反射によってアセチルコリンが分泌され，腺細胞に作用して鼻汁が産生される．血管内皮細胞にもH1受容体が発現しており，ヒスタミンの結合によって血管透過性と接着分子の発現を亢進させ好酸球浸潤を誘導し鼻閉を生じる．

肥満細胞および好酸球から放出されたロイコトリエンも血管透過性を亢進させ，鼻粘膜に浮腫を起こし，鼻閉を引き起こす．同時に杯細胞に直接作用し，鼻汁を分泌させる．また好酸球遊走作用により，鼻粘膜および粘膜下に好酸球浸潤を誘導し，浸潤した好酸球からはさらにロイコトリエンが放出され，アレルギーメカニズムを増悪させるため，患者は強い鼻閉を生じることとなる．

## 3．薬の作用機序
### 1）抗ヒスタミン薬

抗ヒスタミン薬は，神経および血管内皮細胞に発現しているヒスタミン受容体に結合し，ヒスタミンがヒスタミン受容体に結合するのを阻害する（図2）．ヒスタミン受容体はH1〜H4まで4種類が報告されているが，鼻粘膜に発現しているのはH1受容体である．第1世代および第2世代前期の抗ヒスタミン薬は，blood-brainバリアを通過するため脳に存在する

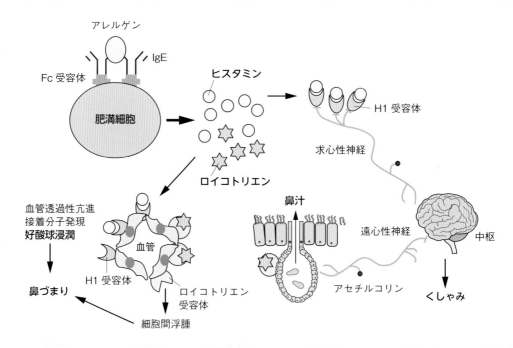

**図1　アレルギー性鼻炎の症状出現のメカニズム**
アレルゲンが肥満細胞上のIgEに結合することによって，ヒスタミンが放出される．ヒスタミンが
神経細胞および血管内皮細胞のH1受容体に結合して，反応が起こる．

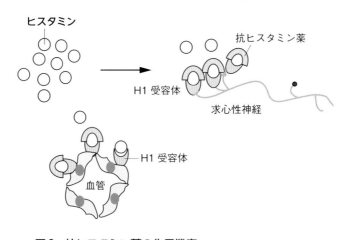

**図2　抗ヒスタミン薬の作用機序**
H1受容体に競合的に結合し，ヒスタミンの結合を阻害する．

ほかのヒスタミン受容体に結合することで眠気を起こす．第2世代後期の抗ヒスタミン薬は，H1受容体選択的に結合するためくしゃみ・鼻水のみを抑制し，眠気がほとんどない．第1世代抗ヒスタミン薬は抗コリン作用およびH2受容体結合能もあるため，鼻水を強力に止めるがそれ以上に口渇，唾液分泌抑制，胃酸分泌抑制，尿閉などの有害事象が発生する．一方で第2世代後期の抗ヒスタミン薬には，抗コリン作用がないためそのような有害事象もない．

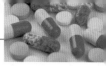
**表1　アレルギー性鼻炎治療薬の特徴**

| アレルギー性鼻炎治療薬 | 特徴 |
| --- | --- |
| 抗ヒスタミン薬 | 水様性鼻汁とくしゃみの軽減，即効性あり |
| 抗ロイコトリエン薬 | 鼻閉を改善，鼻汁の分泌抑制，好酸球浸潤抑制，即効性なし |
| 鼻噴霧用ステロイド | 3症状すべてに効果があり，有害事象は少なく，血中へのステロイド移行性ほとんどなし |

## 2）抗ロイコトリエン薬

　抗ロイコトリエン薬は，ロイコトリエン受容体に結合し，ロイコトリエンの結合を阻害する．主に鼻閉に効果があり，抗ヒスタミン薬とほぼ同じように受容体に結合してロイコトリエンの作用を抑制するので，抗ヒスタミン薬と抗ロイコトリエン薬は化学受容体拮抗薬に分類される．

## 3）鼻噴霧用ステロイド

　鼻噴霧用ステロイドは，鼻粘膜のステロイド受容体に結合して作用する．細胞内シグナルを抑制するが，いかにしてアレルギー反応を抑制するかの詳細なメカニズムはまだ明確になっていない．

# 4．薬の種類

　主に表1の3種類を処方することが多い．

## 1）抗ヒスタミン薬

　抗ヒスタミン薬は，第1世代抗ヒスタミン薬と第2世代抗ヒスタミン薬に分類される．第1世代抗ヒスタミン薬には，d-クロルフェニラミン（ポララミン®），クレマスチン（タベジール®），メキタジン（ニポラジン®）があるが，中枢に移行するため眠気が強く，鼻アレルギー診療ガイドラインおよび欧米のガイドラインでは，処方しないことが推奨されている．

　第2世代抗ヒスタミン薬としてエピナスチン（アレジオン®），セチリジン（ジルテック®），ベポタスチン（タリオン®），フェキソフェナジン（アレグラ®），オロパタジン（アレロック®），ロラタジン（クラリチン®），レボセチリジン（ザイザル®）がある．現在は，いずれも後発品およびOTC（over the counter drug）が販売され，薬局でもほぼ同じ名前で購入できるようになっている．

　また，最新の第2世代後期抗ヒスタミン薬として，ルパタジン（ルパフィン®），デスロラタジン（デザレックス®），ビラスチン（ビラノア®）がある．いずれも眠気が少なく，患者の評価は高い．アレグラ®に関しては，塩酸プソイドエフェドリンとの配合剤であるディレグラ®がある．この配合剤は，塩酸プソイドエフェドリンの鼻粘膜血流減少作用により，強い鼻閉改善効果を示す．ただし高血圧，冠動脈疾患，閉塞隅角緑内障，尿閉，交感神経刺激による不眠，めまい，脱力，振戦，不整脈の患者には処方しない方がよい．

## 2）抗ロイコトリエン薬・鼻噴霧用ステロイド

　抗ロイコトリエン薬には，モンテルカスト（シングレア®，キプレス®），プランルカスト（オノン®）があり，鼻噴霧用ステロイドにはモメタゾンフラン（ナゾネックス®），フルチカゾンフラン（アラミスト®）がある．

## 3）そのほかの治療薬

　Th2サイトカイン阻害薬〔トスフロキサシントシル（IPD®）〕，抗プロスタグランジン $D_2$（$PGD_2$）・トロンボキサン $A_2$（$TXA_2$）阻害薬〔ラマトロバン（バイナス®）〕などがあり，いずれも眠気は少なく鼻汁・鼻閉に効果がある．しかし多くの患者に効果があるわけではなく，特定の患者に効果がある．重症の鼻閉には一時的に血管収縮点鼻薬もしくは経口ステロイド〔プレドニゾロン（プレドニン®），ベタメタゾン（セレスタミン®）〕を使用する．これらは効果が強いため患者は長期の使用を希望するが，依存性が出現したり，有害事象が発現するので，専門医レベルでなければ処方すべきではない．

　アレルギー性鼻炎の根治治療は，舌下免疫療法で

表2 重症度に応じた通年性アレルギー性鼻炎の治療法選択

| 重症度 | 軽症 | 中等症 | | 重症・最重症 | |
|---|---|---|---|---|---|
| 病型 | | くしゃみ・鼻漏型 | 鼻閉型または鼻閉を主とする充全型 | くしゃみ・鼻漏型 | 鼻閉型または鼻閉を主とする充全型 |
| 治療 | ① 第2世代抗ヒスタミン薬<br>② 遊離抑制薬<br>③ Th2サイトカイン阻害薬<br>④ 鼻噴霧用ステロイド薬 | ① 第2世代抗ヒスタミン薬<br>② 遊離抑制薬<br>③ 鼻噴霧用ステロイド薬<br><br><br>必要に応じて①または②に③を併用する. | ① 抗LTs薬<br>② 抗PGD$_2$・TXA$_2$薬<br>③ Th2サイトカイン阻害薬<br>④ 第2世代抗ヒスタミン薬・血管収縮薬配合剤<br>⑤ 鼻噴霧用ステロイド薬<br><br>必要に応じて①, ②, ③に⑤を併用する. | 鼻噴霧用ステロイド薬<br>＋<br>第2世代抗ヒスタミン薬 | 鼻噴霧用ステロイド薬<br>＋<br>抗LTs薬または抗PGD$_2$・TXA$_2$薬<br><br>もしくは<br><br>第2世代抗ヒスタミン薬・血管収縮薬配合剤<br><br>オプションとして点鼻用血管収縮薬を1〜2週間に限って用いる. |
| | | | | 鼻閉型で鼻腔形態異常を伴う症例, 保存療法に抵抗する症例では手術 | |
| | アレルゲン免疫療法 | | | | |
| | 抗原除去・回避 | | | | |

症状が改善してもすぐには投薬を中止せず, 数カ月の安定を確かめて, ステップダウンしていく.
遊離抑制薬：ケミカルメディエーター遊離抑制薬.
抗LTs薬：抗ロイコトリエン薬.
抗PGD$_2$・TXA$_2$薬：抗プロスタグランジンD$_2$・トロンボキサンA$_2$薬.
文献1より転載.

あるが, これは耳鼻咽喉科専門医もしくはアレルギー専門医が方針を決定するため, 紹介が必要となる. 薬物治療でも鼻閉の改善が乏しく, 日常生活に支障がある場合には, 手術が可能な病院の耳鼻咽喉科に紹介する.

# 5. 実際の処方例

通年性アレルギー性鼻炎, 季節性アレルギー性鼻炎に対しては重症度分類に則り, 処方することが推奨されている（表2, 3）[1].

通常のアレルギー性鼻炎患者に対しては次の処方を行う. 通年性アレルギー性鼻炎, 季節性アレルギー性鼻炎ともに同様である.

## 1）錠剤
【処方例】

> ・ルパフィン®錠［10 mg］
> 用法：1回1錠, 1日1回（服用はいつでもよい）
> 効果が不十分のときには1回2錠に増量する

> ・デザレックス®錠［5 mg］
> 用法：1回1錠, 1日1回（服用はいつでもよい）
> ・ビラノア®錠［20 mg］
> 用法：1回1錠, 1日1回（空腹時服用）

これらの薬は眠気が少なく, 効果も高く, 安全である. また処方禁忌も少なく, 自動車運転上も問題ない. 第2世代抗ヒスタミン薬の登場によって1日1回の内服, 服用がいつでもよくなったことは患者にとって便利であるが, 意外にも飲み忘れが多くなる傾向もある. そのため処方する際は, 患者への声かけを忘れないようにしたい.

重症のスギ花粉症患者には, 1日2回型の抗ヒスタミン薬が喜ばれる. アレロック®は治療効果も強いが, 眠気を感じる人も多い.

【処方例】

> アレロック®錠［5 mg］
> 用法：1回1錠, 1日2回（朝食・夕食後）

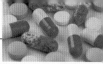

**表3 重症度に応じた花粉症に対する治療薬の選択**

| 重症度 | 初期療法 | 軽症 | 中等症 | | 重症・最重症 | |
|---|---|---|---|---|---|---|
| 病型 | | | くしゃみ・鼻漏型 | 鼻閉型または鼻閉を主とする充全型 | くしゃみ・鼻漏型 | 鼻閉型または鼻閉を主とする充全型 |
| 治療 | ① 第2世代抗ヒスタミン薬<br>② 遊離抑制薬<br>③ 抗LTs薬<br>④ 抗PGD₂・TXA₂薬<br>⑤ Th2サイトカイン阻害薬<br>⑥ 鼻噴霧用ステロイド薬 | ① 第2世代抗ヒスタミン薬<br>② 遊離抑制薬<br>③ 抗LTs薬<br>④ 抗PGD₂・TXA₂薬<br>⑤ Th2サイトカイン阻害薬<br>⑥ 鼻噴霧用ステロイド薬<br><br><br>①〜⑥のいずれか1つ.<br>①〜⑤のいずれかに加え，⑥を追加. | 第2世代抗ヒスタミン薬＋鼻噴霧用ステロイド薬 | 抗LTs薬または抗PGD₂・TXA₂薬＋鼻噴霧用ステロイド薬＋第2世代抗ヒスタミン薬<br><br>もしくは<br><br>第2世代抗ヒスタミン薬・血管収縮薬配合剤*＋鼻噴霧用ステロイド薬 | 鼻噴霧用ステロイド薬＋第2世代抗ヒスタミン薬 | 鼻噴霧用ステロイド薬＋抗LTs薬または抗PGD₂・TXA₂薬＋第2世代抗ヒスタミン薬<br><br>もしくは<br><br>鼻噴霧用ステロイド薬＋第2世代抗ヒスタミン薬・血管収縮薬配合剤*<br><br>オプションとして点鼻用血管収縮薬を2週間程度，経口ステロイド薬を1週間程度用いる. |
| | | | | | 抗IgE抗体** | |
| | | 点眼用抗ヒスタミン薬または遊離抑制薬 | | | 点眼用抗ヒスタミン薬，遊離抑制薬またはステロイド薬 | |
| | | | | | 鼻閉型で鼻腔形態異常を伴う症例では手術 | |
| | | アレルゲン免疫療法 | | | | |
| | | 抗原除去・回避 | | | | |

初期療法はあくまでも本格的花粉飛散時の治療に向けた導入であり，よほど花粉飛散が少ない年以外は重症度に応じたシーズン中の治療に早目に切り替える.
遊離抑制薬：ケミカルメディエーター遊離抑制薬.
抗LTs薬：抗ロイコトリエン薬.
抗PGD₂・TXA₂薬：抗プロスタグランジンD₂・トロンボキサンA₂薬.
＊本剤の使用は鼻閉症状が強い期間のみの最小限の期間にとどめ，鼻閉症状の緩解がみられた場合には，速やかに抗ヒスタミン薬単独療法などへの切り替えを考慮する.
＊＊最適使用推進ガイドラインに則り使用する.
文献1より転載.

後発品を望まれる人には，次の薬剤を処方する.

【処方例】

・タリオン®錠 [10 mg]
　用法：1回1錠，1日2回（朝食・夕食後）
・アレグラ®錠 [60 mg]
　用法：1回1錠，1日2回（朝食・夕食後）

1日1回型の後発品を希望される場合には，次の薬剤を処方する.

【処方例】

ザイザル®錠 [5 mg]
　用法：1回1錠，1日1回（就寝前）

鼻閉の強い人には抗ロイコトリエン薬を処方するが，眠気はない一方で即効性はない.

【処方例】

> シングレア®錠［10 mg］，キプレス®錠［10 mg］
> 用法：1回1錠，1日1回（就寝前）

## 2）点鼻薬

点鼻薬として鼻噴霧用ステロイドを処方する．単独での処方もよいが，抗ヒスタミン薬で十分な効果が得られないときに併用することが多い．日本人は，点鼻薬の使用を嫌がる人も多いので処方前に患者に尋ねる必要がある．しかし継続的な使用で，高い治療効果が得られることは，メタ解析で証明されており[2]，最も強い効果のあるアレルギー性鼻炎治療薬ともいわれる.

【処方例】

> ・ナゾネックス®点鼻液［50 μg］
>   用法：1回各鼻腔に2噴霧ずつ1日1回投与
> ・アラミスト®点鼻液［27.5 μg］
>   用法：1回各鼻腔に2噴霧ずつ1日1回投与

## 3）点眼液

眼のかゆみには，抗ヒスタミン薬の点眼液を選択する.

【処方例】

> ・アレジオン®LX点眼液0.1％
>   用法：1回1滴　1日2回（朝・夕）点眼する
> ・レボカバスチン点眼液（リボスチン®点眼液）
>   用法：1回1～2滴　1日4回（朝，昼，夕方および就寝前）点眼する

> ・オロパタジン点眼液（パタノール®点眼液）
>   用法：1回1～2滴　1日4回（朝，昼，夕方および就寝前）点眼する

## 4）経口ステロイド

どうしようもない重症のスギ花粉症に対しては，一時的に経口ステロイドを処方する.

【処方例】

> セレスタミン®配合錠
> 用法：1回1錠，1日2回（朝食・夕食後）

ただし4～5日間の処方にとどめ，症状が改善しない場合は専門医に紹介する.

## 文　献

1）「鼻アレルギー診療ガイドライン ―通年性鼻炎と花粉症― 2020年版」（日本耳鼻咽喉科免疫アレルギー学会 鼻アレルギー診療ガイドライン作成委員会/編），ライフ・サイエンス，2020
2）Weiner JM, et al：Intranasal corticosteroids versus oral H1 receptor antagonists in allergic rhinitis：systematic review of randomised controlled trials. BMJ, 317：1624-1629, 1998（PMID：9848901）

【著者プロフィール】
藤枝重治（Shigeharu Fujieda）
福井大学 耳鼻咽喉科・頭頸部外科学
専門：鼻科学，頭頸部癌 日本耳鼻咽喉科学会指導医・日本アレルギー学会指導医

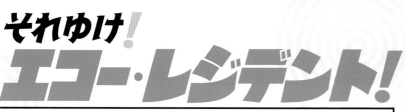
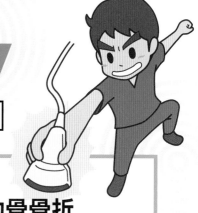

## それゆけ！エコー・レジデント！

日常診療でのエコーの使いどころ

シリーズ編集／Point-of-Care 超音波研究会 広報委員会

# 第6回　秒で診断，もう見逃さない肋骨骨折

都竹伸哉

POCUS（Point-of-care ultrasound）とは，場所を問わず診察医が行うことのできる超音波検査のことをさします．本連載では，臨床の最前線で使えるPOCUSの魅力を，研修医Aくん＝"エコー・レジデント"の経験するさまざまな症例を通してお届けします．

## はじめに

運動器診療において，まず行う検査は「エコー！」の時代が到来しています．単純X線では見えない軟部組織病変も無侵襲かつ瞬時に観察できるようになり，そしてわかりづらい骨病変もエコーで簡単にわかるようになりました．診断と同時に治療もその場で行うことができ，運動器診療ではもはや必要不可欠なツールです．整形外科医だけではなく運動器診療に携わる先生はぜひトライしていただきたいと思います．今回はすぐにできるようになる，そしてすぐ日常診療で活かすことができる肋骨エコーを紹介します．

## プロローグ

勉強熱心な研修医Aくんは，『それいけ！エコー・レジデント！』第1〜5回を通読し，時間があれば自分の体にプローブを当て練習をしていた．しっかりエコーに魅了され，「腎エコーや肺エコーを実践する機会が来ないかな？ FoCUSも自信ついてきたぞ！」と，意気揚々とローテート中の救急科に出勤した．いつも以上に忙しい夜間救急外来に，こんな患者が来院した．

---

**本連載内で movie マークのある図については動画を Web でご覧いただけます**

● **スマートフォン・タブレット で観る**
　movie マークの図に併記の二次元コードから直接閲覧できます

● **PC で観る**
　①羊土社 HP（https://www.yodosha.co.jp/）へアクセス，トップページ右上から「書籍・雑誌付録特典」ページへ移動
　②右記の特典利用コードを入力：fyx-quok-imuu（会員登録不要）

　　　　　　　　　　　　※付録特典サービスは予告なく終了する場合がございます．本サービスの提供情報は羊土社 HP をご参照ください

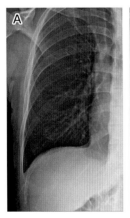
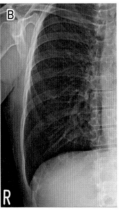
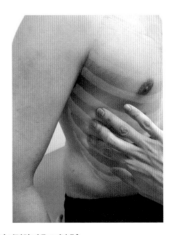

**症例1** **右側胸部痛の中年男性①**

患者B　50歳代男性.
夜間，自宅内で明かりをつけずに歩いていたところ，つまずいて机に右側胸部をぶつけた.
体動時に強い疼痛があり改善せず，心配になって夜間救急外来を受診した.

研修医A「どこが痛いのかはっきりしないけど，受傷機転から肋骨骨折が怪しいな．バイタルは崩れていないし，整形外科領域だから単純X線をまず撮ってみよう（図1）」

　2方向の単純X線を撮影したが，明らかな骨傷は指摘できなかった.

研修医A「うーん，肋骨条件で撮っても骨折ははっきりしないな．とりあえず痛み止めだけ出して様子をみてもらおう」
上級医C「ちょっと待ってね，肋骨骨折は単純X線でわからないことも多いんだ．そんなときに"エコー"が大活躍してくれるよ」
研修医A「エコーですか？　骨に使って意味があるのですか？」
上級医C「単純X線でわかりづらい骨折も，実はエコーで簡単に見つけられるんだ．まずは骨折部をしっかり同定することからはじめるよ．肋骨の走行をイメージしつつ肋骨上を指で軽く押しながら動かして，最も痛い箇所を探そう（図2）」
患者B　「そこが痛いです！」
研修医A「ピンポイントの圧痛ですね」
上級医C「そうだね，次にエコーの出番だ．プローブはリニア型を使うと当てやすく，浅い部位が観察しやすいよ．肋骨が半円形になるように，プローブをポンと一番痛い箇所に当ててみよう（図3A，B）」

**図1　胸部単純X線（肋骨条件2方向）**
A）正面像，B）斜位像.
明らかな骨傷は指摘できない.

**図2　右側胸部の触診**
肋骨の走行をイメージし，肋骨上を軽く指で押しながら動かして疼痛部位を同定する.

研修医A「これは肺エコーと似ていますね！」

上級医C「そうだね．関心領域を画面中央に置くから，肺エコーでは胸膜を中央に，半円形に
見える肋骨は画面左右に描出して，bat signと呼んでいたよね〔第4回「肺エコー
に挑戦！！（2021年2月号）参照〕．肋骨エコーでは骨折を疑う肋骨を関心領域と
して画面中央に描出するよ．次に肋骨上を前後にプローブを動かして骨表面の不整
像を探そう（図4A）．見つかったらそこを中心にプローブを90°回転させると
（図3C，D），肋骨の長軸になって，骨折がはっきりわかるね（図4B，**movie**）．
簡単に肋骨骨折が診断できるでしょう？」

研修医A「こんなにすぐに，きれいに見えるのですね！」

上級医C「長軸像がうまく出せないと肋骨と胸膜の段差を骨皮質の段差と間違えやすいので，
プローブの回転は練習が必要だよ（図5）．肋骨骨折の固定はできるかな？」

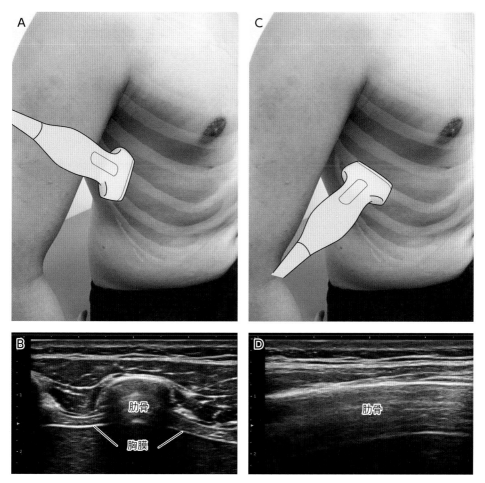

**図3　正常肋骨エコー**

A，B）肋骨短軸走査：半円形の線状高エコー像を呈する肋骨の短軸を描出する．胸膜を画面中央に，肋骨
を画面左右に描出する肺エコー（bat sign）とは異なり，肋骨エコーでは肋骨を画面中央に描出する．

C，D）肋骨長軸走査：肋骨の走行に沿ってプローブが当たり，画面全体に肋骨の骨輪郭が描出されている．

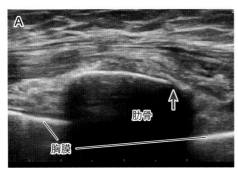
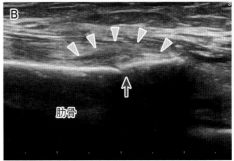

**図4　症例1：肋骨エコー** `movie`
　A）肋骨短軸走査：半円形の肋骨骨表面の一部に骨不整像がみられる（➡）.
　B）肋骨長軸走査：線状の肋骨骨表面に骨不整像（cortical step off sign）がみられ（➡），
表面には周囲の軟部組織とエコー輝度の異なる骨膜下血腫（subperiosteal hematoma）が
存在する（▷▷）.

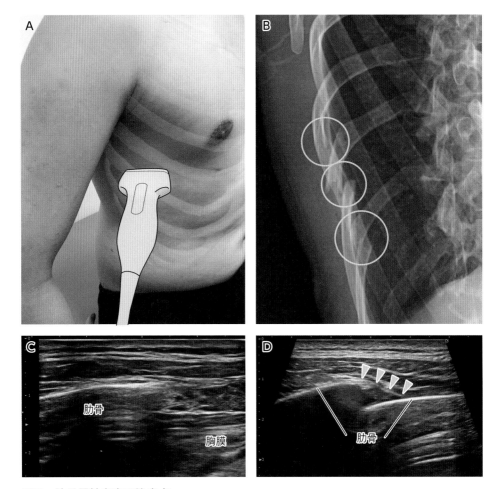

**図5　肋骨長軸走査の注意点**
　A，B，C）不十分な肋骨長軸走査：肋骨に対し斜めにプローブが当たり，肋骨の骨表面と胸膜が描出される.
　D）正しい肋骨長軸走査：転位が大きいと，肋骨の骨表面の段差（cortical step off sign）が肋骨と胸膜の位
置関係と似てしまう. 胸膜の一部が描出されているのか，肋骨骨折を描出しているのか注意して評価する.

研修医A「しっかり息を吐き切ったところにバストバンドで固定ですね」
上級医C「完璧だね！」

### 単純X線で診断できない肋骨骨折

　肋骨は左右12対，計24本あり，胸骨とともに胸郭の保護と呼吸運動を行っています．第1〜10肋骨は胸骨とつながっているのに対し，第11，12肋骨は胸骨から浮いており可動性をもちます．また，第1〜3肋骨は鎖骨，肩甲骨に守られており，鈍的外傷を受けやすいのは第4〜10肋骨です．日本における鈍的胸部外傷のうち約60％が肋骨骨折を伴っており[1]，その発生頻度は全外傷性骨折中の10〜20％といわれ[2]，非常にありふれた骨折です．また肋骨骨折の診断方法に関して，多くの場面で単純X線が撮影されるものの感度は15％程度という報告もあります[3]．診断精度を比較検討した文献によると，臨床診断のみではPPV（positive predictive value：陽性的中率）72.5％，NPV（negative predictive value：陰性的中率）64.9％，X線による診断はPPV 100％，NPV 56.5％に対して，エコーではPPV 100％，NPV 97.2％と報告されており[4]，肋骨骨折に対してエコーは絶大な力を発揮します．

　肋骨は半円形の線状高エコー像の輪郭不整像，骨膜肥厚，肋間筋の高エコー像を特徴とします．**骨折している肋骨では，骨輪郭の段差（cortical step off sign），骨膜下低エコー像（sub-periosteal hematoma）を観察することができます**．肋骨長軸像を描出する際，肋骨の走行にプローブ全体が合わないと肋骨間に映る胸膜を観察することになり，あたかも転位の大きいcortical step off signのように見え肋骨骨折と誤診してしまうため，呼吸による胸膜の動き（lung sliding）などを参考に肋骨と区別することが大切です．

研修医A「肋骨エコーでほかに気をつけることはありますか？」
上級医C「肋骨骨折を見逃さないことはもちろん大切だよ．それと合わせて気胸や血胸などがないか，多発肋骨骨折ならフレイルチェストがないかをチェックすることが重要だね」
研修医A「肺エコーでしたら任せてください！」
上級医C「お，すごいね．それならこの症例はどうかな？」

## 症例2　右側胸部痛の中年男性②

患者D　50歳代男性．
交通外傷で救急搬送され，多発肋骨骨折を疑い肋骨エコーを行った（図6，7）．

研修医A「肋骨の不整像があるので肋骨骨折ですね．あれ，待ってください，肋間筋と肺の間に低エコー領域があります，これは液体が貯留していると考えられるので，もしかして血胸ですか？」
上級医C「その通り！この症例では肋骨骨折に血気胸が合併していたんだ（図8）．骨折だけに気をとられて，その他の所見を見逃さないようにするのがとても重要だよ．肋骨骨折は気胸や血胸などの合併症を起こしやすいので，必ず合わせてチェックしよう」
研修医A「肺エコーと肋骨エコー，どちらも必要ですね！」

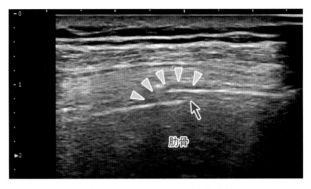

**図6　症例2：肋骨エコー（肋骨長軸走査）**
　線状の肋骨骨表面に骨不整像（cortical step off sign）がみられ（➡），表面には周囲の軟部組織とエコー輝度の異なる骨膜下血腫（subperiosteal hematoma）が存在する（▷）.

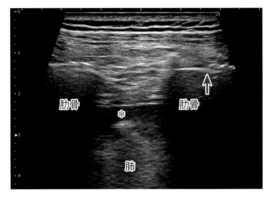

**図7　症例2：肋骨エコー（肋骨短軸走査）**
　半円形の肋骨骨表面の一部に骨不整像（cortical step off sign）がみられる（➡）.
　肋間には肋間筋と肺の間に低エコー領域（＊）がみられ，胸腔内の液体成分貯留が示唆される.

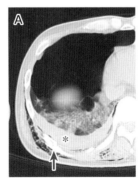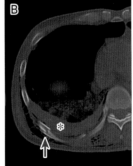

**図8　症例2：CT画像**
　A）肺野条件，B）骨条件.
　肋骨骨折がみられ（➡），直上には皮下気腫が存在している.
骨折部直下には液体が貯留しており（＊），また胸腔内にエアーもあり血気胸を合併している.

## 忘れられがちな肋骨骨折と合併症

　肋骨骨折は合併症を起こしやすく, 気胸は15.5％, 血胸は18.4％に認められたという報告があります[5]. また, 疼痛のために胸郭の動きが妨げられることで気道分泌物のクリアランスが低下して無気肺や肺炎を合併する可能性も高いとされています[6]. 肋骨骨折の数が多くなるほど肺炎合併率が上昇するともいわれており（肋骨骨折1本につきオッズ比1.16）[7], 外来診療における適切な初期診断・治療の重要性が示唆されます. しかし高エネルギーによる鈍的胸部外傷と違い, 低エネルギーで生じた鈍的胸部外傷は軽視されやすいものです. また, 軽微な外傷の場合, 患者が外傷エピソードを伝えないこともあり, 非外傷の胸痛ということで内科を受診するケースもあります. 肋骨骨折が鑑別になければ, 採血・心電図・心エコー…と精査を続けていき, その結果診断できないということも起こりえて, 患者は疼痛に耐えながら振り回され合併症を起こす可能性が高まります. **まずはしっかり病歴聴取を行って外傷エピソードを聞き出し, 触診で圧痛部位を同定, そしてエコーをポンと当ててわずかな肋骨骨折も見逃さないようにすることが重要**です.

# エピローグ

研修医A「肋骨骨折がこんなに怖い外傷だとは思っていませんでした. 瞬時の判断が求められる場面もあることがわかったので, もっとエコーの技術を磨いていきたいと思います」

上級医C「そうだね, 私たちがすぐに診断し, 適切な治療ができるよう最善を尽くすことが大切だね. エコーはそのためのツールの1つとしてとても有用だから, ぜひこれからも続けていこう」

　今まで学んだ肺エコーに加えて肋骨エコーを学んだ研修医Aくん. それぞれ別の領域と思っていたが, どちらも必要な知識・技術であることを知り, 専門領域をまたいで学ぶことの必要性を感じたのであった.

## 引用文献

1）三浦弘之, 他：鈍的胸部外傷症例の検討. 日本胸部外科学会雑誌, 46：556-560, 1998

2）山崎弘資：肋骨・胸骨骨折. 臨床外科, 59：160-161, 2004

3）Griffith JF, et al：Sonography compared with radiography in revealing acute rib fracture. AJR Am J Roentgenol, 173：1603-1609, 1999（PMID：10584808）

4）皆川洋至：肋骨骨折診断における単純X線検査と超音波検査の比較. 日本整形外科超音波研究会会報, 21：46-50, 2009

5）能勢直弘, 他：肋骨骨折合併鈍的胸部外傷の診断と治療. 日本胸部臨床, 67：99-109, 2008

6）吉岡勇気：過小評価してしまった高齢者の肋骨骨折.「症例で学ぶ救急診療の鉄則——北の現場から」, 日経メディカル, 2008

7）Bulger EM, et al：Rib fractures in the elderly. J Trauma, 48：1040-6; discussion 1046, 2000（PMID：10866248）

**Profile**

**都竹伸哉**（Shinya Tsujiku）

横浜市立大学附属病院 整形外科
運動器エコーとの出会いは初期研修医1年目の冬でした．達人にしか
できない手技だと思っていましたが，実際にプローブを自分に当てて
みると，とても簡単かつ鮮明に靱帯や神経などが見えたことに感動し
たことを覚えています．見えるようになるとどんどん楽しくなり，気
づいたらマイエコーを購入して毎日持ち歩くようになりました．ぜひ
皆さんもトライしてみてください．

---

**Point-of-Care超音波研究会とは**

急性期診療やプライマリ・ケアでのエコーを主体とした，臨床応用および研究を進めるために発足した研究会です．対象は医師に限らず，研修医や看護師などPOCUSに興味をもっている医療関係者すべてで，会員の専門領域も多岐にわたります．年2回の研究会を開催し，各領域別ハンズオンや1dayセミナーなどPOCUSの魅力が詰まった内容を提供しています．ぜひご参加ください．

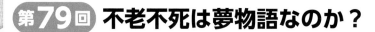

# こんなにも面白い 医学の世界

へぇ そうなんだー

## からだのトリビア教えます

中尾篤典
（岡山大学医学部 救命救急・災害医学）

## 第79回　不老不死は夢物語なのか？

　今は「アンチエイジング」という言葉が使われますが，大昔から人間は「若返り」や「不老不死」への思いが強く，かつての権力者はこの欲望を成し遂げようとずいぶん無茶をしてきました．中世ヨーロッパでは，若返りを目的として若い人からの輸血が多く行われ，当たり前ですが若返りの効果よりも輸血の合併症で多くの命が犠牲になったといわれています．

　加齢によって問題となることの1つに認知機能があります．これについてスタンフォード大学を中心としたグループが，18歳から30歳の健常な若者の血液成分をアルツハイマー型認知症の患者に週1回，計4回投与する臨床研究を行っています．しかし，残念ながら認知機能の症状に多少の改善があったものの，有意な差が認められるほどの結果は得られませんでした[1]．その理由として，老化のような慢性的な状態に対し，断続的な数回の輸血では効果は期待できず，持続的に若い血液に曝露させることが必要であったのかもしれません．そこで，持続的に若い血液を輸血する実験をするために，「パラビオーシス」という2個体の動物の身体を結合させてお互いの血液が交流するモデルが使われました．これは150年以上も前に考え出された実験系であり，加齢の他にもさまざまな研究に用いられています．ハーバード大学のグループは，高齢のネズミに若いネズミの体幹部を縫い合わせ，高齢のネズミに若いネズミの血液が流れるようにしたところ，高齢のネズミの加齢による心肥大が手術を行った4週間後には著明に改善したことを報告しています．彼らは，この若返りのメカニズムとして，若いネズミの血中に含まれるGrowth differentiation factor-11（GDF-11）が深く関与していることを突き止めています[2]．

　加齢臓器の若返り効果は，心臓以外にも，骨格筋，軟骨，肝臓，中枢神経系で証明されていて，しばらく継続することが明らかになっています[3]．研究者は，このような若い血液に含まれるアンチエイジング物質を見つけることに躍起になりましたが，今のところ，これといった大発見はなされていません．逆に，老化を促進する因子としてchemokine ligand 11，$\beta$2-microglobulin，補体C1qなどが相次いで報告され，今後の研究に期待がかかるところです．

　実際の人間では若い人の血液を持続的に輸血するのはなかなか難しいことですし，倫理的な問題も大きいでしょう．やはり不老不死は永遠のテーマですね．

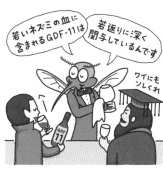

若いネズミの血に含まれるGDF-11は

若返りに深く関与しているんです

ワイにもソレくれ

GDF 11

### 文 献

1)　Scudellari M：Ageing research: Blood to blood. Nature, 517：426-429, 2015（PMID：25612035）
2)　Loffredo FS, et al：Growth differentiation factor 11 is a circulating factor that reverses age-related cardiac hypertrophy. Cell, 153：828-839, 2013（PMID：23663781）
3)　Katsimpardi L, et al：Vascular and neurogenic rejuvenation of the aging mouse brain by young systemic factors. Science, 344：630-634, 2014（PMID：24797482）

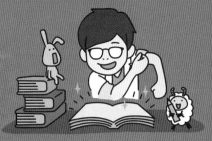

# Dr.ヤンデルの 勝手に 索引作ります!

通読できるように作られた医学書の索引を、市原が勝手に作り直して遊びます。

市原　真

## 第6回
## お母さんを診ようで勝手に索引！

### お母さんを診よう
プライマリ・ケアのためのエビデンスと経験に基づいた女性診療

中山明子，西村真紀／編集

|||| 今回のお題本 ➤

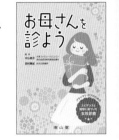

■ 定価3,850円（本体3,500円＋税10％）
■ B5判　■ 275頁　■ 南山堂

　今回のお題本は『お母さんを診よう』である．プライマリ・ケア医が，妊婦さん，授乳婦さん，そしてこれからお母さんになる（かもしれない）すべての女性，すなわち「広義のお母さん」を診るにあたって必要な知識と知恵を丹念に紡いだ名著だ．読者対象が「プライマリ・ケア医」であるということにご注目いただきたい．サブタイトルは「プライマリ・ケアのためのエビデンスと経験に基づいた女性診療」．産婦人科の研修中に使うであろう「産婦人科用マニュアル」とは趣が異なる．

　一読した印象は，「おそらくこの本を必要としている人はメッタクソに多いだろう」ということ．

　誰しも経験があるだろう，妊娠中・授乳中の患者が一般外来に来たときの独特の緊張感．「お母さん」がすべて産婦人科でカバーされているわけではない．学生の頃から幾度となく聞いてきた「女性を見たら妊娠を思え」はいいとして，では，思ったらその先どうするのかを，きちんとシミュレーションできているか，という話だ．

　もちろん，妊婦が普通に体調を崩して普通に一般外来を訪れることはある（妊婦だって風邪くらいひくし，食あたりにもなる）．HPVワクチンや風疹ワクチンなどの接種相談に来る女性もいる．他病での診療中に，月経をはじめとする女性特有のトラブルが後景から飛び出してくることも多い．妊婦における血圧のコントロールや薬剤使用時の注意点なども含めて，「言われてみれば……」系ソワソワポイントが，この領域にはとても多い．どう考えても早めに読んでおきたい本だ．

　さあ，今回の「勝手に索引」を見ていただこう．いつものように，Webでは完全版を公開．本稿では，一部を抜き出して説明する．今さらだけど今回の索引はもはや「やりすぎ」感があり，我ながら誇らしい（？）．スーさん（編集者・あだ名）はきっと索引作成の前後で体重減少したと思う．

▼第6回 完全索引

## 🐰市原のオリジナル索引①

| 読み | 項目 | サブ項目 | 掲載ページ |
|---|---|---|---|
| にんしん | 妊娠中からパートナーに対して不満をもっていた場合 | | 200 |
| にんしん | 妊娠中に異常を指摘されていても，それが産後にまで影響してくるという説明が妊娠中になされていない場合もしばしばで | | 82 |
| にんしん | 妊娠中にどうしても解熱薬が必要な場合は，NSAIDs を避け，アセトアミノフェン（カロナール®）の使用を検討する | | 236 |
| にんしん | 妊娠中にとくに摂取を意識する必要のあるビタミンとしては，葉酸やビタミンDがある | | 122 |
| **にんしん** | 妊娠中に問題となりやすいコモンプロブレム | 機能性頭痛 | 88 |
| | | 気道・呼吸器感染症 | 88 |
| | | インフルエンザ | 88 |
| | | 感染性腸炎 | 88 |
| | | 尿路結石 | 88 |
| | | 尿路感染症 | 89 |
| | | 無症候性細菌尿 | 89 |
| | | 妊娠性貧血（鉄欠乏性貧血） | 89 |
| | | 花粉症，鼻炎 | 89 |
| | | 齲歯，歯周病 | 89 |
| | | 外傷 | 90 |

　当然のように目に付くのは「にんしん」の項目．多い．幅広い．**コモンプロブレムが豊富**．便秘，浮腫，痔核……．

　そもそも皆さんは，「妊婦の便秘」についてまとまった本を読んだことがどれだけあるだろうか．どんな医者でも経験するはずだが，どこに書いてあるのかイマイチわかりづらい項目だ．実戦，現場，外来のナラティブ．薬を1つ出すたびに，禁忌が気になってしょうがない．

　さらに，コモンプロブレムだけではない．

## 🐰市原のオリジナル索引②

| 読み | 項目 | サブ項目 | 掲載ページ |
|---|---|---|---|
| こわいふ | 怖い腹痛 | 妊娠後期の腹痛は超緊急疾患の除外がキモ | 93 |
| | | 全妊娠期間を通じて，血管解離と血栓症の頻度が上がる | 93 |
| | | カンカンカンと血圧上昇 | 93 |
| | | 破裂しソウな腹痛 | 93 |
| | | 臍詰まり | 93 |
| | | 妊娠関連の超緊急疾患は，緊急度合いの桁が違う | 94 |
| | | カンカンカンと血圧上昇 | 95 |
| | | カン（肝）：HELLP症候群 | 95 |
| | | カン（肝）：急性妊娠脂肪肝 | 96 |
| | | カン（癇）：子癇 | 96 |
| | | 血圧上昇：重症妊娠高血圧症候群 | 96 |
| | | 破裂しソウな腹痛 | 97 |
| | | 破裂：子宮破裂 | 97 |
| | | ソウ（早剥）：常位胎盤早期剥離 | 97 |
| | | 臍詰まり | 97 |
| | | 臍：臍帯脱出 | 97 |
| | | 詰まり：羊水塞栓 | 98 |
| | | 妊娠後期の超緊急疾患を否定するには？ | 98 |
| | | もし妊娠後期の超緊急疾患を否定できなかったら？ | 99 |

　**「妊娠関連の超緊急疾患は，緊急度合いの桁が違う」**．頭ではわかっているけれど，あらためて読むとぞわっとするフレーズだ．救急・ER系の本をどれだけ読んでも「妊婦だったら」の項目はほんのちょっとしか書かれていないことも多い．果たして何割の研修医が，「お母さん」を診ることに日常的に備えているだろう．

研修医向けの書籍紹介となると，ついこうして「すぐにでも読んで欲しい項目」ばかりをピックアップしたくなるのだけれど，それだけでは書籍の多相性は見えてこない．もっと深く潜ろう．もっと細やかに探ろう．

すると，こういう一文に目が留まる．

## 🐰 市原のオリジナル索引③

| 読み | 項目 | サブ項目 | 掲載ページ |
|---|---|---|---|
| ぷらいま | プライマリ・ケアのACCCA | | 14 |
| **ぷらいま** | **プライマリ・ケアの外来はフォローアップが途切れた女性をサルベージする機会** | | 153 |
| ぷれどに | プレドニゾロン（プレドニン®）は胎盤通過性が低いため，妊娠中は使用しやすい | | 238 |
| ぷろげす | プロゲステロンやエストロゲンによるインスリン抵抗性の増加 | | 80 |

このあたり，「いぶし銀」である．いい……実にいい．

と，一人で感動していてもしょうがないので，本文を引用しながら簡単に補足しておく．妊娠糖尿病や妊娠高血圧症候群は（出産後の）疾病発症リスクとなるため，本来は産後も継続してフォローアップが望ましい．しかし，産科医から内科に引き継いだあとの受診でいったん血糖値や血圧が安定していると，そこでフォローが途切れてしまうことが多い．だから著者は言うのだ，「**プライマリ・ケアの外来はフォローアップが途切れた女性をサルベージする機会**」であると．な，な，なるほどなあ……！本書は単なる知識の羅列ではない，「熱心な指導医」の雰囲気を帯びている．医を学ぶ醍醐味がある．

記事の多彩さにも驚いて欲しい．次の**索引④**などはいい例だろう．性病あり，近親者からの暴力（intimate partner violence：IPV）あり，「産み方」あり，性教育あり，若年妊娠に対する社会的支援あり，調乳のコツまで……．

「お母さんを診る」ってこんなに幅広いのか……と，ため息が出る．

## 🐰 市原のオリジナル索引④

| 読み | 項目 | サブ項目 | 掲載ページ |
|---|---|---|---|
| だんじょ | 男女ともに最も多い性感染症は（わかっている範囲では）性器クラミジア感染症 | | 14 |
| ちいきで | 地域で診療する以上，自分が勤務する医療機関内にも加害者と知り合いがいる可能性があり，何らかの形で情報漏洩の危険性伴うことを知っていなければならない | | 217 |
| **ちいきの** | **地域のプライマリ・ケア医，救急医に「妊婦は診ない」といわれてしまうと，今後日本の周産期医療は立ちゆかない** | | 101 |
| ちいさく | 小さく産んで大きく育てるは今や非常識 | | 127 |
| ちしきだ | 知識だけではなく，自己効力感を高め，自己・他者を尊重する姿勢，交渉スキルなどを伝えることで，危険な性行動が抑制される | | 224 |
| ちちおや | 父親も誰かわからず，妊娠していることが判明するのが怖くて受診できなかった | | 77 |
| ちょうに | 調乳したミルクからあらかじめ大さじ1杯ほどの量を取り出して薬を溶かし，哺乳の最初に飲ませてしまう | | 172 |

実践的な項目の中に敢然と光る，「**地域のプライマリ・ケア医，救急医に『妊婦は診ない』といわれてしまうと，今後日本の周産期医療は立ちゆかない**」の一文．うーん全くその通りだ．産婦人科にまかせてOK，と放っておける話ではない．

## 市原のオリジナル索引⑤

| 読み | 項目 | サブ項目 | 掲載ページ |
| --- | --- | --- | --- |
| おっとも | 夫も仕事で忙しいので…… | | 57 |
| おなかが | お腹が痛いのが赤ちゃんに影響しないか心配で…… | | 253 |
| かいとう | 回答が真実である保証もない | | 23 |
| かいにゅ | 介入項目は多数あるが，初診時のメッセージが多くなりすぎる | | 22 |
| かくてい | 確定的影響も確率的影響も100mGy未満では影響の発生はほとんどない | | 105 |

このあたりなど，項目を眺めていて，あなたは，キュンとこないだろうか．こない？くる？くる？くるでしょう．くるだろうと思ったよ．「**夫も仕事で忙しいので……**」「**お腹が痛いので赤ちゃんに影響しないか心配で……**」．これらが本書の中に出てくる意図は，別に「読者にあるあるとうなずいてほしいから」ではない．ならばどうしてこれらのセリフが文中に登場するのか，本書をお持ちの方は実際に該当ページを見ていただきたい．そうか，外来で患者と対話するにあたっては，そのような解釈が可能なのかと，「**経験知**」が胸を打つだろう．

＊　＊　＊

本書を読んでいると，だんだん，外来のことを思い浮かべるようになる．実際に自分が「お母さん」たちを相手にしてさまざまな対話をしているシーンが脳内再生される．あるいは本書は，外来技術を磨くための本なのかもしれない，と感じる．

話がちょっとずれるけれど，昔，「それにつけてもオヤツはカール」というキャッチコピーがあった．では，「それにつけても内科は○○」の空欄に当てはまる言葉って何かなあ，と考えてみる．エビデンス，処置，手技，疫学……．いろいろ候補はあるだろうが，私なりにしっくりくるフレーズは，「**それにつけても内科は外来**」なのである．結局のところ，どれほど優秀な医師であろうと，患者の話を聞いて視野を共有し二人三脚を進める「外来技術」がないと，なんか，ぜんぶ，台無しだよな……と思う．

では，「外来」のノウハウを直接学べる本があるのかというと，そういうのは思った以上に少ない．というか，そもそも外来とは，「ノウハウ」だけで乗り切るものではない．ここのところはまだ私の中で言語化し切れていないのだけれど，外来がうまい医者には，医学の知識と確かな医術，そしてコミュニケーションスキルに加えて，さらに，「質の高い思索を数多くこなした経験」みたいなものが備わっているように思う．ノウハウだけではどうにもならないのだ，たぶん．

なんだよ，結局は経験なのかよ，と鼻白んでしまう人がいたら申し訳ないけれど，私は何も，経験が「勤務年数」と比例するなんて言っていない．「ベテランならうまい」というものではないと思う．横軸に「時間」を，縦軸に「経験値」を当てたとして，グラフが $y = ax$ の直線になるとは私には思えない．ここで言う経験というのは，場数や体験時間だけで決まるパラメータではなく，なんらかの衝撃や衝突が加わることによって，ドカンドカン変形・屈曲して非線形に昇り上がっていくものだと思っている．時間に物を言わせて累積した澱のような知識なんぞ，所詮は加齢と共に弱っていくシナプスのダメージと打ち消し合ってしまう．私は臨床知というのはもう少し偉大だと信じていて，要は，「ただ時間をかけりゃいいってもんじゃない，独特の経験が必要」だと考えている．

これだけ多くの医学書が世に溢れ，動画教材も長足の進歩を遂げている今，こと「外来」に関しては，センパイの仕事っぷりを1〜2年後ろで見学しただけであとは現場に放り出されて

自前でやりくりしている研修医たちの，何と多いことか．そういう人たちに，「どうしたら外来でうまくやれますか」と尋ねられたとき，「**情念の濃い本とちゃんと衝突してみるのは1つの手だよ**」と答えている．

## 市原のオリジナル索引⑥

| 読み | 項目 | サブ項目 | 掲載ページ |
|------|------|---------|-----------|
| **きかれる** | 聞かれるとちょっと迷う赤ちゃんのよもやま相談 | この子おっぱい飲みすぎじゃないですか？ | 169 |
| | | この子おっぱい足りないんじゃないですか？ | 169 |
| | | 赤ちゃんのスキンケアはどうしたらよいですか？ | 170 |
| | | 薬は食後じゃないとだめですか？ | 171 |
| | | この子，泣きやまないんです | 172 |
| | | 夕方になるとすごく泣き出すんです | 172 |
| | | おしゃぶりはいつまで？ | 173 |
| | | 便の相談 | 173 |

「ちゃんとぶつかった先達」の書いたものは，濃い！そういう濃い本ときちんと衝突しながら，ガンガン非線形に突き進んでいく．そうすれば，若かろうが，まだ時間をかけていなかろうが，医師の頭の中には確かにある種の「集合知」が形成されていくのではないかと思うのだ．

### Profile

**市原　真**（Shin Ichihara）
JA北海道厚生連 札幌厚生病院病理診断科 主任部長

twitter　：@Dr_yandel
略　　歴：2003年 北海道大学医学部卒業，2007年3月 北海道大学大学院医学研究科 分子細胞病理学
　　　　　博士課程修了・医学博士
所属学会：日本病理学会（病理専門医，病理専門医研修指導医，学術評議員・社会への情報発信委員会
　　　　　委員），日本臨床細胞学会（細胞診専門医），日本臨床検査医学会（臨床検査管理医）

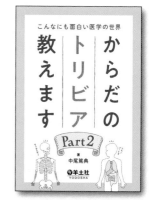
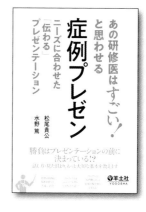

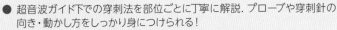
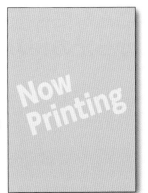

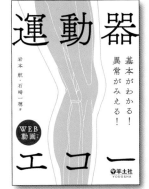

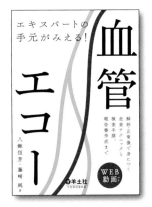

研修医は読まないで下さい!?

研修医はこの稿を読んではいけません.
ここは研修医を脱皮？した医師が，研修医を指導するときの参考のために読むコーナーです．研修医が読んじゃうと上級医が困るでしょ！

# 高齢者の転倒 Part2
## 〜転倒外傷に強くなる（頭部外傷）〜

福井大学医学部附属病院総合診療部　林　寛之

## あぁ，やっぱり抗血栓薬を飲んでるんだよなぁ…

　高齢者は不思議とよく転倒する．それに動きも鈍くなってなかなか防御のための手が出ない．○○君のすぐに手が出るのも何かと問題だが，高齢者がすぐに手が出ないのも問題だ．○○君の手が早いのは問題だが，□□君の手が早いのは仕事がはかどっていい．★★さんの口が軽いのは問題だが，□□さんの腰が軽いのは職場にいい影響力がある．日本語って難しい….

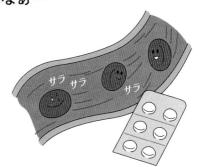

　高齢者の場合，頭部外傷がとても軽症であっても，抗血栓薬，いわゆる血液サラサラの薬（英語ではblood thinnerという．血を薄くする薬って日本語と同じ感覚なんだねぇ）を内服中であれば，ちょっと話が違ってくる．高齢者診療ではお薬手帳の確認は必須．小児診療は母子手帳，あなたの休日には銀行通帳（知らない間にどんどん減っていたら…）．手帳のチェックは大事だね.

　さて高齢者の頭部外傷に隠れたポイントを知っておこう.

 **患者B　82歳　男性**　　　　　　　　　　　　頭部外傷

　家で転倒し頭を家具の角にぶつけたという．出血を認めたため，あわてて家族が救急車を呼ぶことになった．意識消失なし，嘔吐なし，激しい頭痛なし．救急隊の現場到着時には，患者Bは立って玄関で待っていたという．バイタルサインはすこぶる安定していた．救急隊は，後頭部に血液は少しにじんでいるが，大きな傷はないと申し送った.

研修医M　「頭部CTも問題ないですし，ま，帰宅して様子をみましょうかね」

看護師　　「あ，M先生．お薬手帳には血液サラサラの薬があるねって，さっき上級医H先生がチラッと見ていきましたよ」

研修医M　「あぶねぇ〜．さくっと帰してしまうところだった．一緒に働くべきは優秀な看護師さんですね♪」

看護師　　「いや，それくらい目を通してください」

研修医M

「血液サラサラの薬なんて飲んでいたら，遅発性出血のリスクがありますよね．帰宅させてもいいのかどうかいつも迷うんですけど…」

## 抗血栓薬内服中の頭部外傷

### 1）高齢者の頭部外傷

　頭部外傷患者に占める高齢者の割合はたったの10％に過ぎないのに，死亡例の半数は高齢者が占める（Ann Longterm Care, 20：41-46, 2012）．たかが転倒となめてはいけない．高齢化社会を反映して，転倒後頭部外傷の入院数は飛躍的に増加している（Arch Gerontol Geriatr, 86：103958, 2020）．ただこれだけ高齢者が増えると，なかには単純に年齢では測れない超元気な高齢者もいるので，年齢だけをリスクとするのは無理がある（J Neurotrauma, 35：889-906, 2018）．ホラ，いつも来院する○○さんて，めちゃくちゃ元気じゃない？（皆さんのよく知る救急外来おなじみさんで元気な高齢者の名前を入れてください）

　そうは言っても，やはり高齢者，**意識低下や頭をぶつけた所見（打撲，挫創，裂創，剥皮創，出血斑），健忘，嘔吐はそれだけで頭蓋内出血と関連がある**ため，頭部CTを撮影したほうがいいかも．

　抗血栓薬（抗血小板薬，抗凝固薬）を内服していたら，どんなに元気そうな頭部外傷患者でも話が違ってくる．頭部外傷の臨床判断ルールにはCanadian CT head rule（CCHR）やニューオーリンズクライテリアなどがあるが，抗血栓薬内服中の患者には適応できない．Minhasらのメタ解析では**抗凝固薬内服中の軽症頭部外傷では約8.9～10.9％の頭蓋内出血をきたしてしまう**という．抗血小板薬も安全なわけではなく，ワルファリンと比べても頭蓋内出血率や入院率には差がない（Emerg Med J, 30：809–814, 2013）．Savioliらの単施設研究ではDOAC（direct oral anticoagulants：直接経口抗凝固薬）の方が出血しにくい．外傷性頭蓋内出血において，DOACはワルファリンより死亡率，脳外科手術率が低いという報告もある（J Trauma Acute Care Surg, 81：843-848, 2016）が，フン，血腫増大率や手術率，入院死亡率の差はほとんどないという報告も多く，現場を仕切るわれわれとしては最初の対応は同じだよね（Am Surg, 86：1062-1066, 2020／Neurocrit Care, 32：407-418, 2020）．一方，Masonらは，ワルファリン内服中であっても，頭部外傷の症状が何もないGCS 15の患者にはCTは不要と報告している（Emerg Med J, 36：47-51, 2019）．報告によって意見が分かれるところ．ただ認知機能の落ちた高齢者の場合，これって意識レベルはGCSだと15だけど，JCSだと微妙にI-1だよねということもあるよねぇ．

　**「高齢者を見たら抗血栓薬を内服しているものと思え」**っていうことだ．「お薬手帳」を確認するのは当たり前．でも患者さんがお薬手帳を忘れてくることも多いよね．そんな場合は既往歴から推理してみよう（表1）．抗血栓薬は何種類もあるので，自分の知らない薬は必ずDI（drug information）を調べよう．もちろんGoogle先生に聞いてもいいけどね．

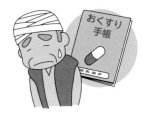

表1　こんな既往歴は抗血栓薬内服を疑え！

| | 内服が疑われる薬剤 | 既往歴 |
| --- | --- | --- |
| 抗血小板薬 | アスピリン，クロピドグレル，チクロジピンなど | 心筋梗塞，脳梗塞，TIA，閉塞性動脈硬化症 |
| 抗凝固薬 | ワルファリン，DOAC（ダビガトラン，リバーロキサバン，アピキサバン，エドキサバン） | 心房細動，脳梗塞，深部静脈血栓症，肺血栓塞栓症，人工弁 |

TIA：transient ischemic attack（一過性脳虚血発作）

### 2）頭部CTが大丈夫なら，安心していいのか？

ヨーロッパやイタリアなどのガイドラインでは，抗凝固薬内服中の頭部外傷は全例頭部CTを推奨している．イギリスのNICEガイドラインは特にワルファリンに言及し，全例頭部CTを推奨している．

Mendittoらは，初回頭部CTが正常だったワルファリン内服中の軽症頭部外傷患者（GCS 14，15）をフォローしたところ，24時間後の2回目のCTで6％に出血を認めた．さらにその後3回目のCT（2日後と8日後）で2％（2人）に出血を認めた．**遅れて出血するワルファリン内服患者のリスクとして，PT-INR＞3.0だと相対リスクは14に跳ね上がっていた**．ワルファリンの場合は，PT-INR＞3.0は要注意ということだ．ワルファリンはPT-INRを確認できるからむしろ指標となって，いいかもね．Nishijimaらはワルファリンよりもクロピドグレルの方が出血リスクは高いと報告している．Coccaらの小規模スタディは遅発性脳出血を9.6％に認め，DOAC内服患者で多かったと報告している．

一方，MannらやBaumanらの報告では，**初回の頭部CTが正常だったら，遅れて出血するのは結構稀（0.46〜0.51％）**とされている．HickeyらのDOACに関するシステムレビューでも遅発性脳出血は1.45％と稀．したがって，抗血栓薬を内服している場合でも，きちんと経過観察すれば，ルーチンのフォローアップCTは不要なんだ．ま，リスクは0ではないところが，悩ましいところなので，「絶対，大丈夫」なんて保証はしちゃいけないよ．Coccaらの報告とは全然異なり，エビデンスはまだ確立していないと考えた方がいい．

きちんとフォローアップができるかどうかがカギなので，入院がもちろん安心だが，見守るしっかりした家族がいるかどうかなど，家族背景も帰宅か入院かの重要な決定要因になる．「え？一人暮らし？ハイ，入院」となることが多いよね．

**抗血栓薬内服中の頭部外傷**
- 全例頭部CT撮影しよう！そして24時間は経過観察を
- PT-INR＞3なら，遅発性の頭蓋内出血の可能性があるかも
- 最初の頭部CTが正常ならきちんと経過観察を．ルーチンに2回目の頭部CTは不要

## 抗血栓薬＋外傷性頭蓋内出血…必殺リバース法を知っておくべし

### 1）頭蓋内出血は重大な出血！

抗血栓薬を内服中の患者さんには外傷にあってほしくないと心から思う（´；ω；`）ｳﾙｳﾙｳﾙ．

**表2　抗血栓薬内服中の重大出血を示唆する所見**

| | |
|---|---|
| 重大臓器での出血 | 頭蓋内出血，眼内出血，脊髄（内・外）出血 |
| | 心タンポナーデ，気道出血（後鼻腔も含む） |
| | 胸腔出血，腹腔出血，後腹膜出血 |
| | 筋肉内出血（コンパートメント症候群），関節内出血 |
| 循環動態不安定 | 収縮期血圧＜90 mmHg |
| | 収縮期血圧の低下△＞40 mmHg |
| | 起立性血圧低下（収縮期血圧△＞20 mmHg，拡張期血圧△＞10 mmHg） |
| | 平均血圧＜65 mmHg |
| 明らかな出血 | Hbの低下△＞2 g/dL |
| | 赤血球濃厚液輸血＞4単位 |

△：変化量

　頭部外傷で頭蓋内出血をきたしていた場合，抗血栓薬を内服していたら大問題でなるべく早く出血傾向をリバース（中和）したい．昨今のWEB飲み会で誰も勧めていないのに勝手に一人飲みでリバースしているような人は，その重大性は根本的に違うので放っておいてください．

　抗血栓薬関連の重症出血を疑う所見を表2に示す．消化管出血そのものだけでは重症出血とはみなさないんだよ．もちろん頭蓋内出血は重大な出血とみなすんだ．

### 2）本当に効いてるの？

　ワルファリンはビタミンK類似構造のクマリン誘導体で，ビタミンKに拮抗し，肝臓での凝固因子（Ⅱ，Ⅶ，Ⅸ，Ⅹ）の産生を抑える．1920年代に牛がカビの生えたスイートクローバーを食べ出血傾向が出て死んでしまうという問題が起き，原因物質としてジクロマールが見つけられた．それを改良し，殺鼠剤としてワルファリンが誕生したんだよね．1955年心臓を患った米国大統領アイゼンハワーがワルファリンを処方され，一躍時の薬となった．

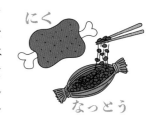

　ワルファリンが拮抗する凝固因子は「肉，納豆」＝「2, 9, 7, 10（Ⅱ，Ⅸ，Ⅶ，Ⅹ）」と覚えよう．ワルファリンはビタミンKを含む食べもので拮抗されてしまうので，食事制限（クロレラ，納豆など）があって，納豆好きの人にはなかなか酷な薬だ．ビタミンKって骨も強くしてくれるんだけどねぇ．ワルファリンはPT-INRを測定して，通常70歳未満なら2.0～3.0に，70歳以上なら1.5～2.5くらいにコントロールしていく．効きすぎても，効かなくても困る．

　一方DOACは，食事制限はなくて，ワルファリンより作用時間も短くて安全に使えるということで，どんどん置き換えられつつあるよね．ただ，腎代謝率が高い（ダビガトラン80％，リバーロキサバン66％，アピキサバン24～30％，エドキサバン50％）ので，腎機能障害があると使いづらい．

　さて，頭蓋内出血をみても，抗血栓薬を内服してから時間が経っていれば問題ないはずなので，最後に内服した時間を確認したい（表3）．抗血小板薬はアスピリンもクロピドグレルも半減期が結構長いので，ジワジワ出血するものと心得るべし．

　ワルファリンはPT-INRを測定すれば，効いているかどうかわかる．しかし，直接トロンビ

表3　抗血栓薬の効果持続時間

| 抗血栓薬 | | 薬効消失まで |
|---|---|---|
| **抗凝固薬** | | |
| ワルファリン | | 48～72時間 |
| ダビガトラン | | 2日（$T_{1/2}$　12～15時間） |
| Xa阻害薬 | リバーロキサバン | 24時間（$T_{1/2}$　6～9時間） |
| | アピキサバン | 2日（$T_{1/2}$　9～14時間） |
| | エドキサバン | 24時間（$T_{1/2}$　10～14時間） |
| **抗血小板薬** | | |
| アスピリン | | 7～10日 |
| クロピドグレル，チクロジピン | | 10～14日 |
| シロスタゾール | | 48時間 |

$T_{1/2}$：半減期

ン（第Ⅱa因子）阻害薬（ダビガトラン）やXa阻害薬（リバーロキサバン，アピキサバン，エドキサバン）は治療域に達している，効いているのかどうかいい指標がないのが困ってしまう．唯一，ダビガトランは，TT（thrombin time：トロンビン時間）が正常なら，そんなに出血しないだろうといえる．しかしPT（prothrombin time：プロトロンビン時間）やaPTT（activated partial thromboplastin time：活性化部分トロンボプラスチン時間）は正常であっても，Xa阻害薬はしっかり効いていることがあるので，出血しないだろうなんてタカをくくってはいけないのだ．

　トロンボエラストグラフィ（thromboelastography：TEG）やトロンボエラストメトリー（rotational thromboelastometry：ROTEM）は全血を用いて血栓形成を測定し，血小板と凝固系全体を把握できる検査で，今後普及していくとこんな悩みはなくなるんだろうなぁ．

　　**その抗血栓薬，本当に効いてるの？**
　　● ワルファリン：PT-INRで効果の有無がわかる
　　● ダビガトラン：TT正常なら影響なし
　　● Xa阻害薬　　：モニターできる検査はない

### 3）リバースの基本を押さえよ

　重大な出血がある場合は，抗血栓薬を中止し，以下のプロトコールに沿ってリバースしよう（表4）．

#### ① ワルファリンのリバース！

　ワルファリンはまずビタミンKを投与するが，効果発現に3時間も要し，即効性はない．でも使うけどね．
　4F-PCC（4因子含有プロトロンビン複合体濃縮製剤：ケイセントラ®）はⅡ，Ⅶ，Ⅸ，X

**表4　抗凝固薬のリバース法**

| ワルファリン | |
|---|---|
| ビタミンK | 5～10 mgを20分以上かけて点滴. 効果発現まで投与後3時間もかかるが, 必ず投与する |
| 4F-PCC | PT-INR 2～4なら, 25単位/kg |
| | PT-INR 4～6なら, 35単位/kg |
| | PT-INR ＞6なら, 50単位/kg （max 2,500～5,000単位） |
| | またはPT-INRに関係なく, 大出血→1,000単位, 頭蓋内出血→1,500単位 |
| 新鮮凍結血漿 | 4F-PCCがない場合, 新鮮凍結血漿 10～15 mL/kg |

| DOAC | |
|---|---|
| **ダビガトラン（第Ⅱa因子阻害薬）** | |
| イダルシズマブ | 特異的拮抗薬. 5 g（2.5 g/50 mL）を15分以内に点滴静注. 効果発現早い これがなければ4F-PCC |
| 血液透析 | タンパク結合率が35％と小さいので血液透析も可 |
| 活性炭 | 内服2～4時間以内なら活性炭投与も考慮 |
| **Xa阻害薬** | |
| アンデキサネットアルファ（日本未承認） | 特異的拮抗薬. 400～800 mgを4～8 mg/分で点滴投与. 効果発現まで2～5分. 日本で治験中 |
| シラパランタグ（治験中） | 特異的拮抗薬. 世界で治験中 |
| 4F-PCC | 日本には使える特異的拮抗薬がないので, 4F-PCCを使うしかない（2021年2月現在） |
| 活性炭 | 内服2～4時間以内なら活性炭投与も考慮 |

の4因子およびプロテインSとプロテインCが含まれているので, 抗凝固薬のリバースには万能選手だ. 4F-PCCの半減期は第Ⅶ因子の約5時間から第Ⅱ因子の約60時間まで幅があり, 持続はおよそ24時間ほど. 4F-PCCはビタミンKの併用が必須. 4F-PCCはPT-INRをみながら25～50単位/kgで使用するが, 頭蓋内出血であればPT-INRに関係なく1,500単位でもいい. これは米国人の体型を考慮すると比較的低用量ということになるが, この低用量でも通常量と比べて遜色ないという報告もある（Am J Emerg Med, 38：806-809, 2020）.

　4F-PCCがなければ, 新鮮凍結血漿を使うが, 凍結しているのを解凍するのがホント時間がかかる（15～30分）. 新鮮凍結血漿は量が多くなる（10～15 mL/kg）傾向にあり, 高齢者では心不全など容量負荷に弱い病態だとまずいよねぇ. それに引き換え, 4F-PCCは, 効果発現が早く, 用量が少なく, 感染リスクも少なく, すぐに使えていいことずくめだが, いかんせん価格が高い. めっさ高い. 投与量によって変わるものの簡単に30万円くらいかかってしまう.

　**新鮮凍結血漿の場合, 10～15 mL/kgを投与する.** 新鮮凍結血漿1単位はおよそ120 mLである. 赤血球濃厚液は140 mLと覚えておこう. 血液200 mLからつくるはずだから, 赤血球濃厚液と新鮮凍結血漿を足し算したら200 mL超えてしまうじゃないか！ と理不尽にイラッと来たあなた. 赤血球濃厚液には保存用添加液46 mLが加えられているんだよ. フッフッフ. 新鮮凍結血漿は1単位で凝固因子を約1％ほど上昇させる.

以前は新鮮凍結血漿は「融解後3時間以内に」使い切ってしまうこととなっていたので，もし使わなかったら結構叱られたりしたものだが，2018年9月に日本赤十字社により「**直ちに使用できない場合は，2～6℃で保存し，融解後24時間以内に使用すること**」と改訂されたのだ．でも実際は48時間でも十分大丈夫．Ⅷ因子は急速になくなってしまうが，120時間経ってもほかの因子（Ⅶ，Ⅴ，フィブリノーゲン）は4℃保存であれば問題なく使える（Jap J Transfusion Cell Ther, 60：577-584, 2014）．赤ワインだってその日のうちに飲み切った方がおいしいけど，空気を抜いておけば冷蔵庫で1～2日くらい置いておいてもいけるじゃないか．新鮮凍結血漿は4単位で約2万円．

### ② DOACのリバース！

DOACの拮抗薬が最近次々と出てきた．ダビガトランの拮抗薬はイダルシズマブ．1瓶（2.5g）約20万円で，5gで40万円也．イダルシズマブはダビガトランに拮抗するヒト化モノクローナル抗体．ダビガトランはタンパク結合率がXa阻害薬より小さいため，血液透析でも抜くことができる．

アンデキサネットアルファ（リコンビナント第Xa因子デコイ）とシラパランタグ（合成低分子化合物）はXa阻害薬の特異的拮抗薬で，まだ日本未発売（2021年2月現在）．アンデキサネットアルファはアメリカではもう2018年に承認ずみで，日本では治験中．これらはヘパリンも拮抗してくれる優れもの．さらにシラパランタグはダビガトランも拮抗するというが，まだ開発中なので安全性や効果は不明．ダビガトラン以外のDOACの特異的拮抗はできないので，もどかしい日々が続く．4F-PCCを使うしかないけど，明らかな有効性は示されていないのが現状だ．新鮮凍結血漿はDOACでは推奨されていない．

DOAC内服から2～4時間以内なら，活性炭を考慮するというのが興味深いよね．

---

**抗凝固薬をリバースするなら**
- ワルファリン：ビタミンK，4F-PCC ＞新鮮凍結血漿
- ダビガトラン：イダルシズマブ＞4F-PCC
- Xa阻害薬　　：4F-PCC（＜もし承認されたらアンデキサネットアルファ）

---

### 4) 抗血小板薬リバースのトホホ

抗血小板薬には特異的な拮抗薬は存在しない．さらに血小板輸血すればいいかというと，有効性は全然示されなかった．手術や血腫増大なども有意差なく，合併症はむしろ血小板輸血の方が多い傾向にあった．PATCH試験で血小板輸血が脳出血に合併症ばかり起こしてボコボコにされたことが記憶に新しい．Brogiらのメタ解析でも血小板輸血の優位性はなし．あくまでも血小板数を保つための血小板輸血はOKだけどね．外傷や手術では血小板5万/μL以上，脳出血や脳・脊髄手術時では10万/μL以上を目標に，血小板輸血を行うんだ．

周術期の研究では，デスモプレシン（0.3μg/kg静注）がそこそこ有用であるらしいが，研究にばらつきがあり，そもそも頭部外傷の研究ではないので今後の報告に期待したい．昔から

先天性出血性疾患には使用されてきた薬で，von Willebrand因子と第Ⅷ因子を増やし，血小板中のカルシウム濃度を上げ，血小板の凝集を助ける作用がある．

> **抗血小板薬のリバースはなし…**
> ● 血小板輸血は血小板低値のときのみ
> ● もしかしたらデスモプレシン？

### 5) トラネキサム酸のボチボチ

　外傷でもトラネキサム酸は使わないより使った方がいい．使うなら早い方がいい．感動的に効くわけではないが，1A（1,000 mg）たったの68円で早期投与が推奨される．

　CRASH-3試験では頭部外傷でGCS≧9のとき早期にトラネキサム酸を投与したら28日後の予後改善がみられた（RR 0.78）．重症頭部外傷ではよいエビデンスはなかった．じゃ，もっと早く投与すればいいんじゃないと，病院前で投与してみたが，重症頭部外傷ではむしろ死亡率が上がってしまった．

### *Check !* 文献

1) Minhas H, et al：Incidence of intracranial bleeding in anticoagulated patients with minor head injury：a systematic review and meta-analysis of prospective studies. Br J Haematol, 183：119-126, 2018（PMID：30028001）

　↑5つ（バイアスの少ないものは4つ）の論文のメタ解析．抗凝固薬内服中の軽症頭部外傷で頭蓋内出血をきたす可能性は8.9〜10.9％ある．ただこの研究の98％はワルファリン内服なので，DOAC内服患者には適応できないよ．

2) Savioli G, et al：Rates of Intracranial Hemorrhage in Mild Head Trauma Patients Presenting to Emergency Department and Their Management：A Comparison of Direct Oral Anticoagulant Drugs with Vitamin K Antagonists. Medicina（Kaunas），56：308, 2020（PMID：32585829）

　↑イタリアの単施設観察研究．サンプルサイズが小さいのが難点だが，ワルファリン内服156人，DOAC内服78人と対照群の軽症頭部外傷患者を比較検討．頭蓋内出血率はワルファリン内服群17％，DOAC内服群5.13％，対照群7.5％であった．DOACは抗凝固薬を内服していない人と出血率が変わらなかった．外科的手術率は有意差なし．

3) Feeney JM, et al：Compared to warfarin, direct oral anticoagulants are associated with lower mortality in patients with blunt traumatic intracranial hemorrhage：A TQIP study. J Trauma Acute Care Surg, 81：843-848, 2016（PMID：27602897）

　↑外傷レジストリーを調査した報告．DOACの方がワルファリンより死亡率が低く（4.9％ vs 20.8％），脳外科手術率が低かった（8.2％ vs 26.7％）．このFeeney先生，DOAC推しの論文をほかにも書いている（Injury, 48：47-50, 2017）

4) Mason SM, et al：Understanding the management of patients with head injury taking warfarin：who should we scan and when? Lessons from the AHEAD study. Emerg Med J, 36：47-51, 2019（PMID：30065073）

↑ 3,534人のワルファリン内服中の頭部外傷患者の頭蓋内出血率は5.4％であった．5.9％に合併症を認め，1.2％が死亡．合併症と最も関連のあるのはGCS＜15であった（RR 4.82）．GCS≦12だとRR 10.53と高い．ワルファリン内服中の頭部外傷であってもGCS 15で頭部外傷に関連する症状（意識消失，嘔吐，健忘，頭痛）がなければ合併症リスクは2.7％のみなので，ルーチンのCTは不要と提唱している．この研究ではPT-INRと合併症には関連を認めなかった．

5) Huang GS, et al：Detecting delayed intracranial hemorrhage with repeat head imaging in trauma patients on antithrombotics with no hemorrhage on the initial image：A retrospective chart review and meta-analysis. Am J Surg, 220：55-61, 2020（PMID：31619376）

↑ 高齢者で初回CTで異常を認めなかった場合，ルーチンにCT撮影した群と選択的にCT撮影した群を比較検討．自施設では遅発性頭蓋内出血は選択的CT撮影群の方が少なかった（1.7％ vs 0％）．24論文をメタ解析したところ，こちらも選択的CT撮影群の方が遅発性頭蓋内出血は少なかった（0.8％ vs 1.7％）．遅発性頭蓋内出血は抗血小板薬内服中で1.4％，抗凝固薬内服中で1.3％に認め，抗血栓薬間では有意差なし．初回のCTが問題なければ，2回目は経過観察して必要と思ったときに撮影すればいいということ．

6) Jeanmonod R, et al：History and physical exam predictors of intracranial injury in the elderly fall patient：A prospective multicenter study. Am J Emerg Med, 37：1470-1475, 2019（PMID：30415981）

↑ 723人の高齢転倒患者の頭蓋内出血のリスクを評価．76人がGCS＜15で，154人が認知症であった．406人が抗血栓薬を内服していた．7.31％（52人）に頭蓋内出血を認めた．頭蓋内出血を予測するのに役立つ情報は，意識障害（OR 2.02），頭部外傷所見（打撲，挫創，裂創，剥皮創，出血斑：OR 2.6）．感度86.5％，特異度38.8％であった．

7) Fuller GW, et al：Should Adults With Mild Head Injury Who Are Receiving Direct Oral Anticoagulants Undergo Computed Tomography Scanning? A Systematic Review. Ann Emerg Med, 73：66-75, 2019（PMID：30236417）

↑ 軽症頭部外傷（GCS 13〜15）のDOAC内服患者4,886人を調査した7つの研究を検討した．研究によるばらつきが大きく質は低いものの，合併症（死亡，頭蓋内出血，脳外科手術）は3.7％であった．

8) Nederpelt CJ, et al：Consequences of pre-injury utilization of direct oral anticoagulants in patients with traumatic brain injury：A systematic review and meta-analysis. J Trauma Acute Care Surg, 88：186-194, 2020（PMID：31688828）

↑ 抗凝固薬内服中患者の頭部外傷に関する6論文のメタ解析．入院死亡率（OR 0.98，CI 0.23〜4.06），脳外科手術率（OR 0.48，CI 0.14〜1.63），血腫増大率（OR 1.86，CI 0.32〜10.66）のいずれにおいてもDOACとワルファリンでは有意差なし．

9) Menditto VG, et al：Management of minor head injury in patients receiving oral anticoagulant therapy：a prospective study of a 24-hour observation protocol. Ann Emerg Med, 59：451-455, 2012（PMID：22244878）

↑ 116人のワルファリン内服中の軽症頭部外傷患者のうち，初回頭部CTで異常を認めなかった97人（平均82歳）をフォローアップした．24時間後の2回目のCTで出血を認めたのは6％（5人，うち1人は脳外科手術を施行）．2回目のCTが正常だったのに，後から出血したもの（3回目のCTで出血あり）が2％であった（手術は不要）．経過観察で1泊入院させて大丈夫といっても，後から出血する可能性があることは患者さんに言っておかないといけない．PT-INR＞3だとRRが14と高率に後で出血しやすくなる．

10) Mann N, et al：Delayed intracranial hemorrhage in elderly anticoagulated patients sustaining a minor fall. BMC Emerg Med, 18：27, 2018（PMID：30142999）

↑838人の軽症転倒高齢患者（平均81.3歳）のうち513人が何らかの抗血小板薬や抗凝固薬を内服していた．遅発性頭蓋内出血はくり返し頭部CTを施行した218例中たった1人（0.46％）に認めただけだった．1/5の患者は2種類以上の抗血栓薬（アスピリン＞ワルファリン＞クロピドグレルの頻度）を内服していた．

11) Nishijima DK, et al：Risk of traumatic intracranial hemorrhage in patients with head injury and preinjury warfarin or clopidogrel use. Acad Emerg Med, 20：140-145, 2013（PMID：23406072）

↑ワルファリンまたはクロピドグレル内服中の軽症頭部外傷（GCS 13～15，平均75歳）982人の前向き観察研究．うち6.1％が急性期頭蓋内出血を認めた．受傷直後に出血しやすいリスク因子は嘔吐（RR 3.53），意識障害（RR 2.85），クロピドグレル使用（RR 2.52），頭痛（RR 1.81）であった．低リスクを同定するのは不可能なので，全例頭部CTは必要だ．

12) Cocca AT, et al：Delayed Intracranial Hemorrhage in Anticoagulated Geriatric Patients After Ground Level Falls. J Emerg Med, 57：812-816, 2019（PMID：31735656）

↑抗凝固薬内服中の転倒外傷の高齢者77人（平均80歳）に頭部CT施行し，遅発性頭蓋内出血の頻度を調べた小規模スタディ．初回CTでは20.8％に頭蓋内出血を認めた（ワルファリン30％ vs DOAC 14％）．2回目の頭部CT（平均8時間後：6～12時間）で頭蓋内出血を9.6％に認め（1例死亡），全例がDOAC内服中で，神経所見の変化を認めなかった．小規模スタディなのでイマイチだけど，この辺り報告によって全然違うので，自分ならフォローアップCT撮っておきたいなぁ．

13) Bauman ZM, et al：Repeat Head CT? Not Necessary for Patients with a Negative Initial Head CT on Anticoagulation or Antiplatelet Therapy Suffering Low-Altitude Falls. Am Surg, 83：429-435, 2017（PMID：28541850）

↑抗凝固薬または抗血小板薬を内服中の転倒頭部外傷（1.8 m未満の高さからの落下）の患者1,501人（平均79.9歳）で受傷直後に頭部CTを撮影し，12時間以内に状態悪化した場合フォローアップCTを撮影した．受傷直後に頭蓋内出血を認めたのは8.1％．フォローアップCTで頭蓋内出血を認めたのはたった0.51％（7人）のみであった．その誰も特に治療方針は変わらず，死亡例もなかった．しっかりと経過観察すれば，ルーチンのフォローアップ頭部CTは不要と結論．

14) Hickey S, et al：The Effect of Direct Oral Anti-Coagulants on Delayed Traumatic Intracranial Hemorrhage After Mild Traumatic Brain Injury：A Systematic Review. J Emerg Med：doi:10.1016/j.jemermed.2020.10.037, 2020（PMID：33390300）

↑DOAC内服中の頭部外傷患者における遅発性脳出血の頻度を15の論文でsystematic review．DOACの遅発性脳出血はたったの1.45％（20人/1,375人）のみ．この20人中死亡例は1例で，残りの19例は外科的処置を要しなかった．DOACは比較的安全かも．

15) Tomaselli GF, et al：2020 ACC Expert Consensus Decision Pathway on Management of Bleeding in Patients on Oral Anticoagulants：A Report of the American College of Cardiology Solution Set Oversight Committee. J Am Coll Cardiol, 76：594-622, 2020（PMID：32680646）

↑**必読文献**．アメリカ心臓病学会の経口抗凝固薬中和ガイドライン．エキスパートのコンセンサスオピニョンなので，今後エビデンスが集積されていくだろう．

16) Baugh CW, et al：Anticoagulant Reversal Strategies in the Emergency Department Setting：Recommendations of a Multidisciplinary Expert Panel. Ann Emerg Med, 76：470-485, 2020（PMID：31732375）

↑**必読文献**．救急外来での抗凝固薬中和方法．アメリカ心臓病学会とは微妙に異なるところもある．

17) Baharoglu MI, et al：Platelet transfusion versus standard care after acute stroke due to spontaneous cerebral haemorrhage associated with antiplatelet therapy（PATCH）：a randomised, open-label, phase 3 trial. Lancet, 387：2605-2613, 2016（PMID：27178479）

↑血小板輸血は抗血小板薬内服中患者のリバースには使えないことを示したPATCH試験．脳出血を発症した抗血小板薬内服中の患者に対し，97人は6時間以内に血小板輸血を行い，93人は対照群とした．血小板輸血群の方が死亡または3カ月後の寝たきりが高かった（OR 2.05）．合併症も血小板輸血群が42％，非輸血群が29％と血小板輸血群に多く，死亡率も血小板輸血群が24％，非輸血群が17％と高かった．

18) Brogi E, et al：The Role of Platelet Transfusions After Intracranial Hemorrhage in Patients on Antiplatelet Agents：A Systematic Review and Meta-Analysis. World Neurosurg, 141：455-466.e13, 2020（PMID：32289507）

↑抗血小板内服中の脳出血や頭部外傷による頭蓋内出血をきたした患者に対する積極的血小板輸血の効果を調べた16論文のメタ解析．血小板輸血をした方が血腫増大は抑えられた（risk difference − 0.10）．ただし予後には全く寄与せず，血栓症はむしろやや多くなった．

19) Washington CW, et al：Platelet transfusion：an unnecessary risk for mild traumatic brain injury patients on antiplatelet therapy. J Trauma, 71：358-363, 2011（PMID：21825939）

↑頭蓋内出血を伴う321人の軽症頭部外傷（GCS 13〜15）のうち，113人が抗血小板薬を内服していた．321人中，4人（1.2％）のみが神経学的悪化を示した．抗血小板薬を内服していた患者のうち，血小板輸血を受けた44人と，血小板輸血を受けなかった64人を比較検討したところ，神経学的悪化も血腫増大も外科手術もGlasgow outcome scaleも有意差なし．むしろ血小板輸血を受けた方がやや内科的悪化（腎機能など）を示した．

20) Desborough MJ, et al：Desmopressin for treatment of platelet dysfunction and reversal of antiplatelet agents：a systematic review and meta-analysis of randomized controlled trials. J Thromb Haemost, 15：263-272, 2017（PMID：27893176）

↑周術期の抗血小板薬内服患者に対するデスモプレシンの効果を調べた10論文のメタ解析．デスモプレシン使用群の方が，輸血量が減少し，出血量が少なく，再手術率が少なかった．なんとなくよさそうだが，頭部外傷や脳出血ではなく，あくまでも周術期の研究なのでどこまで使えるかは不明．

21) CRASH-3 trial collaborators：Effects of tranexamic acid on death, disability, vascular occlusive events and other morbidities in patients with acute traumatic brain injury（CRASH-3）：a randomised, placebo-controlled trial. Lancet, 394：1713-1723, 2019（PMID：31623894）

↑頭蓋外には大出血のない頭部外傷でGCS 12以下またはCTで頭蓋内出血を認めた患者12,737人を対象に3時間以内にトラネキサム酸を投与した群と非投与群に割り付けして効果を研究した．29か国，175の病院が参加しているのがすごい．GCS 9以上ではトラネキサム酸の早期投与で死亡率が減少した（RR 0.78）．重症頭部外傷では効果を認めなかった．血栓症や痙攣は増えなかった．

22) Bossers SM, et al：Association Between Prehospital Tranexamic Acid Administration and Outcomes of Severe Traumatic Brain Injury. JAMA Neurol：doi:10.1001/jamaneurol.2020.4596, 2020（PMID：33284310）

↑オランダでヘリ搬送した重症頭部外傷患者に病院前にトラネキサム酸投与を行った前向き試験．重症頭部外傷1,375人中，719人が単独重症頭部外傷であった．早期トラネキサム酸投与は，むしろ3日後の死亡率を上げてしまった（aOR 4.49）．そもそもCRASH-3試験ではGCS ≧9の軽症〜中等症の頭部外傷では効果ありということだったので，重症だったら早期でもむしろダメということなんだろうね．あぁ，難しい．

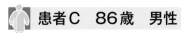 **患者C　86歳　男性**　　　　　　　　　　　　　　　　　　　　　慢性硬膜下血腫

　患者Cが川にはまって頭から血を流し，動けないでいた．近所の人に助けられて近医を受診した．頭部挫創があり，創洗浄後，創縫合．抗菌薬を処方されて帰宅した．

　しかし次の日，「どことなく変だ」と家族に連れられて夜間救急受診．

研修医M　「今日はどうして来院されたんですか？　縫合創はきれいになっていますよ」

患者C　　「なんか変なんじゃぁ～，ワッハッハ」

家族　　　「でも父は昔小学校の校長先生をしていて，きっちりした性格で，いつもはこんなふうに笑ったりしないんですよ．急にボケたんでしょうか？」

研修医M　「明るいのはいいじゃないですか」

家族　　　「でも気味悪くて，精神科で診てもらえませんか？」

研修医M　「こんな夜中に精神科医を呼び出すわけにはいかないですねぇ．バイタルサインも，とても安定していますし…」

　幸せそうな患者Cにとりあえず頭部CTを撮ると，慢性硬膜下血腫（急性硬膜下血腫の合併）を認めた．慢性硬膜下血腫のために足元がふらついて川に落ちたと判断し，緊急手術を施行して，事なきを得た…はずだった．1週間後高熱を出し，後弓反張が出現した．

　破傷風の予防を誰もしていなかったことが判明した…（泣）.

研修医M

「頭部外傷の既往がないから，頭部CTはいらないと思ってたんですけど，まさか精神症状が出てたなんて，頭が痛いくらい言ってくれないと，見逃してしまうところでしたよ．破傷風の予防も初期治療した医者の責任じゃないんですか？　どうして僕が責められるんですか？」

 ## 慢性硬膜下血腫のpitfalls

　破傷風の発生率は低い（160万人に1人）ので，すぐ忘れがちになってしまうよねぇ．でもいったん発症したら予後は悪い．前医で治療しようが，どこで治療しようが，常に破傷風予防を忘れないようにしたいね．

　慢性硬膜下血腫はお酒飲みの高齢者に多いが，年齢そのものもリスクになる．たとえ軽微な転倒であっても，将来慢性硬膜下血腫にならないか注意するように家族に言っておく．脳が縮んでしまい，橋静脈がピンと突っ張っているため，頭が振られるだけで静脈がちぎれやすいということだ．

　**慢性硬膜下血腫の30～50％は外傷の既往はない**．外傷の病歴がない方が，実は死亡率が高いんだ（4.31％ vs 1.10％）.

　慢性硬膜下血腫で頭痛を訴えるのは14～80％と報告によって実にばらばらだ．また**さまざまな程度の意識変容を呈する（50～70％）**．なかにはせん妄のため精神疾患と誤診されることもある．一過性意識障害や神経局在所見を呈するものまでさまざま．軽い麻痺が58％に認められる．基底核の異常で転倒しやすい"ease of falling syndrome"こそ慢性硬膜下血腫の大事な症状なんだ．そもそも**転倒を主訴に来院することが74％**ある．転ぶから慢性硬膜下血腫になるのか，慢性硬膜下血腫だから転びやすいのか，まるで卵と鶏？

　抗凝固薬が入っていればリバースが必要．血腫の厚みが1cm以上あり，脳を圧迫している

か，症状があれば手術．手術で血腫除去すれば多くは予後がいい．

慢性硬膜下血腫が小さい場合，漢方薬の五苓散，案外効くよね（Evid Based Complement Alternat Med, 2015：817616, 2015）．アクアポリンと関係あるという．五苓散は二日酔いにも効くし，こんないい薬はないと思うけどなぁ．

---

**慢性硬膜下血腫**
- 転倒した人も，転倒しやすい人も，みんな慢性硬膜下血腫を疑え
- 精神疾患と誤診してはいけない
- 30〜50％は外傷歴がないので，外傷歴の有無はこだわらない
- 外傷の病歴がない方が予後が悪い…といっても死亡率はたったの4％

---

## 高齢者虐待を見逃すな

高齢者の転倒外傷をみたら，必ず虐待の可能性を除外しよう．特に認知症があったり，全介助状態であったりするとリスクが高くなる．身体的虐待のみならず，ネグレクトも多い．搬送してきた救急隊に家の様子を聞くのもお忘れなく．家族のみならず，通所や入所中の施設の職員が手を上げることもある．

「転倒した」と言われても，高齢者自身に認知症があるとなかなか真実はわからないが，通常の転倒では外傷ができない部位もある．頭部というより顔面，左頬部を殴られることが多い．首は絞められたり，耳にもパンチが当たったりするため，この部位の外傷もあやしい．普通の転倒ではこんなところに外傷はできない．殴られるのをよけるために手を出すため，上肢にけがを負うことも多い．

---

**転倒したと言われても…こんなときは高齢者虐待を疑え**
- 左頬部，首，耳に外傷あり
- パンチをよけて上肢に出血斑ができることも
- おむつや清潔面などネグレクトの有無を確認しよう

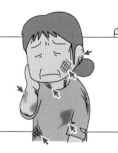

---

### Check！ 文献

**23)** Shen J, et al：Comparison of Clinical and Radiologic Characteristics and Prognosis of Patients with Chronic Subdural Hematoma with and without a History of Head Trauma. World Neurosurg, 132：e391-e398, 2019（PMID：31476468）
↑慢性硬膜下血腫患者のうち外傷歴のない255人と外傷歴のある272人を比較検討．外傷歴がない方がやや年齢が高かった（70.23 vs 67.56歳）．死亡率は外傷歴のない方が高かった（4.31 vs 1.10％）．麻痺の出現も多かった（63.14 vs 52.21％）．

24) Feghali J, et al：Updates in Chronic Subdural Hematoma：Epidemiology, Etiology, Pathogenesis, Treatment, and Outcome. World Neurosurg, 141：339-345, 2020（PMID：32593768）

↑慢性硬膜下血腫は人口10万対 1.7〜20.6人の発生率で高齢者にはとてもよくある疾患．治療はバーホールによる血腫除去術で予後も比較的よい．最近の進歩としては中硬膜外動脈の塞栓術も見直されている．

25) Mehta V, et al：Evidence based diagnosis and management of chronic subdural hematoma：A review of the literature. J Clin Neurosci, 50：7-15, 2018（PMID：29428263）

↑抗血栓薬の普及もあり，慢性硬膜下血腫の外傷歴はないことも多くなってきた．高齢そのものがリスクになるが，その他アルコール，てんかん，低髄圧，透析，出血傾向などがあげられる．手術成績は良好．再発は10〜20％にみられる．

26) Rosen T, et al：Identifying Elder Abuse in the Emergency Department：Toward a Multidisciplinary Team-Based Approach. Ann Emerg Med, 68：378-382, 2016（PMID：27005448）

↑必読文献．高齢者虐待を見つけるためのヒントを多く与えてくれる．救急隊に家の様子を聞くべし．ゴミ屋敷はネグレクトの可能性が高い．第一印象は大事．慎重に様子をみて，話を聞き，介護者との話の食い違いに気をつける．社会福祉的支援ができないか，多職種連携を救急から強化していくことも重要．

27) Rosen T, et al：Identifying Injury Patterns Associated With Physical Elder Abuse：Analysis of Legally Adjudicated Cases. Ann Emerg Med, 76：266-276, 2020（PMID：32534832）

↑78例の高齢者虐待事例と78例の転倒事例を比較検討した．虐待例では出血斑があることが多く（78 vs 54％），顔面頬部，歯，首の外傷が多い（67 vs 28％）．虐待事例は骨折は少なく（8 vs 22％），下腿外傷も少ない（9 vs 41％）．虐待事例は頭頸部に外傷があり，上下肢に外傷がない組み合わせが多い（50 vs 8％）．虐待では特に，左頬部の外傷（22 vs 3％），首の外傷（15 vs 0％），耳の外傷（6 vs 0％）を認めることが多かった．

28) Rosen T, et al：Emergency Department Presentations for Injuries in Older Adults Independently Known to be Victims of Elder Abuse. J Emerg Med, 50：518-526, 2016（PMID：26810019）

↑26人の高齢者虐待事例を分析．頭部や首の外傷が42％，上肢の外傷が45％，下肢の外傷が32％．受傷から受診までが1時間以上遅れるのは虐待が疑わしくなる．

## No way！ アソー！ モジモジ君の言い訳　〜そんな言い訳聞き苦しいよ！ No more excuse！ No way！ アソー (Ass hole)！

**✕「頭部CTは異常なかったんで帰宅させていいですか？」**

→いやいやこの患者さんワルファリンを飲んでいて，PT-INR＞3だよね．さらに一人暮らしだから，経過観察のために入院させた方がいいねぇ．

**✕「転倒して頭をぶつけたというんですが，頭は全然腫れてもいなくて，意識もいいのでこのまま帰宅させていいですか？」**

→抗血栓薬を内服中の患者さんは頭部CTをしておこう．

× 「え？ 意識障害で帰ってきたって？ ウソー，抗血栓薬内服してたなんて聞いてないよ」

→高齢者は自分の飲んでいる薬には非常に無頓着だ．頭部外傷の高齢者をみたら，そうでないとわかるまで，何か抗血栓薬を飲んでいるものと疑って，家に電話をかけてまで，確認したほうがいい．

× 「頭蓋内出血してますねぇ．Xa阻害薬を飲んでいるようですから，特異的拮抗薬でリバースしましょう」

→現時点では日本で使える拮抗薬はないんだよ．シクシク….

× 「え？ ビタミンKなんて即効性ないんでしょ？」

→4F-PCCを使う場合は，ビタミンKも一緒に使うのだ．

× 「筋力が落ちて転びやすいのかと思いました」

→慢性硬膜下血腫のために ease of falling syndrome になっているんだよ．

× 「家族からは転んだだけって聞いてますけど」

→左の頬骨に殴られた痕，首に絞められた痕，そして全然風呂に入った形跡がない，これは高齢者虐待だね．多職種連携で対応しよう．

**林　寛之（Hiroyuki Hayashi）：福井大学医学部附属病院救急科・総合診療部**

Zoom会議が多くなると，いろんなことができてそれはそれでおもしろい．背景をムービーにすると，気が散ってダメと叱られる．Zoomには化粧機能があって，唇を生き生きとした色に変えることもできる．眉毛も描けて少しムフフ．友人に美人ライトなるものを使った方がいいと勧められた．確かに，顔色がよく映る．でも頭頂部も目立って，自分ながら薄くなってきたなぁと感慨深く…落ち込む．髪の毛も増やしてくれるアプリ入れてほしいなぁ．

| | |
|---|---|
| 1986　自治医科大学卒業 | 日本救急医学会専門医・指導医 |
| 1991　トロント総合病院救急部臨床研修 | 日本プライマリ・ケア連合学会認定指導医 |
| 1993　福井県医務薬務課所属　僻地医療 | 日本外傷学会専門医 |
| 1997　福井県立病院ER | Licentiate of Medical Council of Canada |
| 2011　現職 | |

★後期研修医大募集中！ 気軽に見学にどうぞ！ Facebook ⇒福井大学救急部・総合診療部

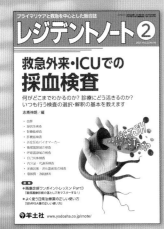
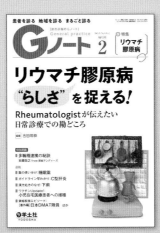
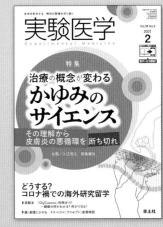
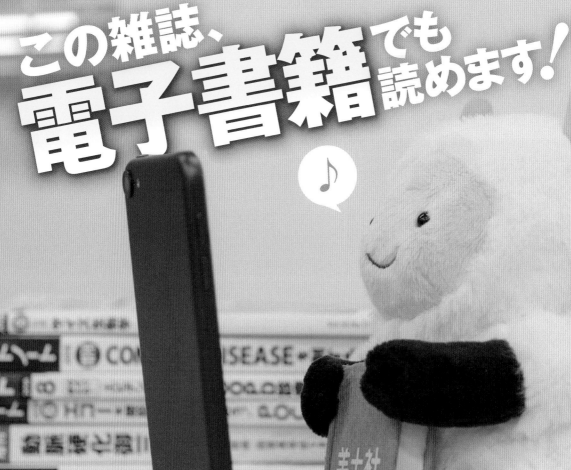

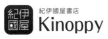
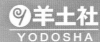
羊土社
YODOSHA

他人の失敗を「対岸の火事」と笑い飛ばすもよし、「他山の石」と教訓にするのもよし、研修医時代は言うに及ばず、現在も臨床現場で悪戦苦闘している筆者が、自らの経験に基づいた日常診療のツボを語ります。

その235
## パワーポイントを使った単語カード作成法

### 英単語を覚えるなら…

英単語を覚えるのに百均や文房具屋で入手できる紙の単語カードを使ったことのある人は多いと思います。作るのも簡単だし、シャッフルしてランダムにめくることも簡単ですが、手書きの文字が案外読みにくいのが難点。それなら、パソコンで作成してプリンターで印刷すればよさそうですが、単語カードはサイズが小さすぎるのでなかなかうまくプリントできません。そこで、私はパワーポイントを用いた単語カードを作成して使っています。紙の単語カードに比べると作成も同じくらい簡単でシャッフルも可能、何よりも作成意欲がかきたてられるのでいいことづくめ。というわけで、今回は私が行っているパワーポイントを使った単語カード作成法を伝授いたします。なお、私の使用しているパワーポイントは「Powee Point 2016」です。

### パワーポイントはこう使う！

そもそもパワーポイントは学会発表や院内カンファレンスでいつも活躍しており、医師なら誰でも日常的に使っています。そのパワーポイントを使ってどうやって単語カードを作成するかというと、スライドの上段に英単語を表示させておき、アニメ機能を使ってクリックすると下段に日本語訳が出てくるようにするのです。日本語訳を出すときに英単語

を消すようにしてもよいし、英単語を消さずに日英両方を同時に表示させることも可能です。これは各自の好みになるかと思います。

### 文字＋絵で記憶を定着！

さらにパワーポイントには紙の単語カードにはない利点がいくつかあります。まず、英単語と日本語訳だけでなく、絵を入れることも可能だということです。例えば、plethora という英単語を考えてみましょう。大学受験ではほとんど出てきませんが、英語のニュース記事には頻繁に登場します。読者の皆さんは意味をご存知でしょうか？

plethoraの日本語訳は「多数の」です。で、このplethoraをネットで画像検索してみると大量の絵や写真が出てきます。これが英語話者にとってのplethoraのイメージにほかなりません。そこから例えば湖に多数のフラミンゴがいる写真を選択するとしましょう。これをパワーポイントに取り込み、日本語訳の「多数の」の文字と同時に表示させるわけです。そうすると文字と絵の両方でplethoraの意味が頭のなかにインプットされ、記憶として定着することが期待できます。

### 発音もわかる！

また、どう読んでよいかわからない英単語の場合、日本語表示の後に発音を表示することも可能です。例えば mannerisms という単語。「身振り」という日本語訳ですが、どう読んだらよいのか、アクセントはどこにあるのか、見当がつきません。これを私はカタカナ＋ひらがなで表示しています。具体的には、「身振り」という日本語訳が表示された後にもう1度クリックすると'**マー**'ネリズムズと読み方が表示される仕掛けになっています。''でくくった太字はアクセントのある部分です。さらに、日本人にとって難しいLとRの区別はカタカナとひらがなで行っています。laなら「ラ」と表記し、raなら「ら」と書いて区別します。また、sやzとthも日本人には区別が難しいので、それぞれ「ス」、「ズ」、「す」と書き分けています。もちろんbiとviは、それぞれ「ビ」と「ヴィ」です。このようなカタカ

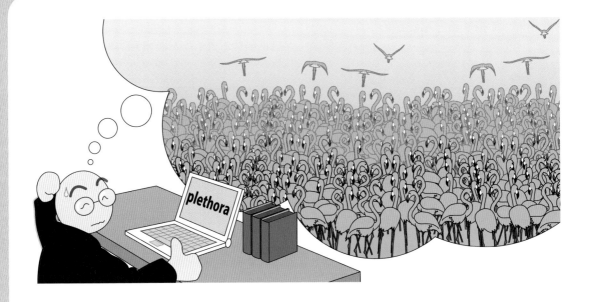

ナ＋ひらがなの表記は正確とはいえませんが，自分の発音が相手に通じればそれでよいので，そう割り切ることにしています．

このようにパワーポイントを使った単語カードをつくっておけば，時間のあるときにパソコンの画面に表示してパラパラッと見るだけで覚えることが可能です．

### シャッフルさせるためには？

次に，どうすれば紙の単語カードのようにシャッフルさせることができるかを考えてみましょう．同じ単語が同じ順に出てくれば，順番で答えがわかってしまうので，どうしてもシャッフルは必要です．パワーポイントで英単語をランダムに表示させる方法はおおまかに2つ考えられます．

1つは超安直な手動の方法です．パワーポイントの「表示」から「スライド一覧」を選んで多数のスライドを表示しておき，マウスでつまんで適当に入れ替えます．実用的にはこれで十分ですが，いかにもローテクなのが難点です．

もう1つはマクロを使う方法です．ボタン1つでパワーポイント自身が複数のスライドをシャッフルしてくれるので，こんな便利なことはありません．やはり世の中には同じことを考えている人がたくさ

んいるようで，「パワポ」と「ランダム」というキーワードで検索するとブログでもYouTubeでも，そのやり方が無数に紹介されています．これらのなかからそれぞれに創意工夫して作成されたコードを自分のパワーポイントの「Visual Basic」中の「標準モジュール」にコピー＆ペーストするだけで使えます．私がコピペしたのは，「いなくなれ，ガリ勉」というブログの「【勉強法】超効率的！Power-Pointを使った単語帳作成法！」[1] という記事のなかにあったものです．これを使ってみると，毎回，マクロを実行するたびにスライドの順序が入れ替わってくれるので，暗記がはかどります．

### 逆のスライドもほしい！

また，英語を見て日本語訳を考えるスライドを作成したのであれば，同じファイルをベースにして逆に日本語から英訳を考えるスライドを簡単に作成したいものです．これも難しいものではありません．かなり端折って説明すると，まず「英語→日本語訳」のスライドを作成する際に「アウトライン表示」としておいて各スライドごとに英単語と日本語訳のペアを順に入力します．それがすんだら「表示」の中の「スライドマスター」を選んで，フォントやサイズなど，どのような形式で表示させるかを

決めます．例えば，最初に英語だけ表示させておき，クリックすると日本語訳が表示される，といった具合です．アニメーション機能を使えば簡単ですね．これをアウトライン表示にあるすべてのスライドを選んで「レイアウト」を使って適応すると，スライドショーを使って全部「英語→日本語訳」という同じフォーマットで見ることができます．

次にこれらのスライドを土台にして「日本語→英訳」とする場合，再び「表示」の中の「スライドマスター」を選び，英語と日本語の位置を入れ替えたうえで，英語の方だけにアニメーションで「アピール」を設定しておき，先ほどと同じように「アウトライン表示」にあるスライドをすべて選択し「レイアウト」を使うと「日本語→英訳」のスライドが完成です．クリックするたびに日本語訳に対応した英語が表示されるようになります．これで完璧ですね．

## 英単語以外も役立つ！

もちろん，この方法は英単語以外に使用することも可能で医学の勉強などには最適です．例えば，

> 問題：頭部造影CTでリングエンハンスされる脳実質内の病変を4つあげよ

としておけば，解答としては

1：神経膠芽腫
2：悪性リンパ腫
3：脳膿瘍
4：転移性脳腫瘍

が考えられます．もちろんこのほかにも可能性のある病変はあげられますが，この4つを記憶しておけば90％の状況に対応できることと思います．このような知識をパワーポイントのスライドにしておき，自分で自分に問題を出すと知識を定着させることができます．

問題作成や単語カード作成自体もいろいろな工夫をするとおもしろいので，読者の皆様も試してみてはいかがでしょうか．

最後に1句

> 日頃から　鍛えた技で　単語帳
> 　　　パワポを使って　英語上達

## 文　献

1）　いなくなれ、ガリ勉：【勉強法】超効率的！PowerPointを使った単語帳作成法！
https://curio-sity.info/powerpoint-wordcard/

中島　伸
（国立病院機構大阪医療センター脳神経外科・総合診療科）
**著者自己紹介**：1984年大阪大学卒業．
脳神経外科・総合診療科のほかに麻酔科，放射線科，救急などを経験しました．

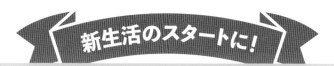

# 新生活のスタートに！
# レジデントノート & 研修医フェア
## 開催書店のお知らせ

ただいま、全国書店では春の研修医シーズンに合わせ"研修医フェア"を開催しております．
フェア期間中は羊土社書籍をはじめ研修医のみなさまの力になる書籍が勢ぞろいいたします．
ぜひ一度足をお運びください！

## ■ フェア開催書店一覧 ■

### ＜北海道・東北＞
| | | |
|---|---|---|
| 北海道 | 紀伊國屋書店　札幌本店 | 5/31頃まで |
| 北海道 | コーチャンフォー　大橋店 | 5/31頃まで |
| 北海道 | 三省堂書店　札幌本店 | 5/31頃まで |
| 北海道 | MARUZEN&ジュンク堂書店　札幌本 | 5/31頃まで |
| 岩手 | エムズエクスポ　盛岡店 | 5/31頃まで |
| 岩手 | ジュンク堂書店　盛岡店 | 4/30頃まで |
| 山形 | 高陽堂書店 | 5/16頃まで |
| 福島 | 紀伊國屋書店　福島県立医科大学 | 6/30頃まで |
| 福島 | ジュンク堂書店　郡山店 | 5/31頃まで |

### ＜関東＞
| | | |
|---|---|---|
| 茨城 | 丸善雄松堂　筑波大学医学書籍部 | 4/30頃まで |
| 神奈川 | ジュンク堂書店　藤沢店 | 5/31頃まで |
| 神奈川 | 丸善　ラゾーナ川崎店 | 4/30頃まで |
| 神奈川 | 有隣堂本店　医学書センター | 5/31頃まで |
| 神奈川 | 有隣堂医学書センター　北里大学病院店 | 6/30頃まで |
| 神奈川 | 有隣堂横浜駅西口店　医学書センター | 3/31頃まで |

### ＜東京＞
| | | |
|---|---|---|
| 東京 | 稲垣書店 | 4/30頃まで |
| 東京 | ジュンク堂書店　池袋店 | 5/31頃まで |
| 東京 | ジュンク堂書店　吉祥寺店 | 5/31頃まで |
| 東京 | 丸善　お茶の水店 | 6/30頃まで |
| 東京 | 丸善　多摩センター店 | 5/30頃まで |
| 東京 | 丸善　丸の内本店 | 5/31頃まで |

### ＜甲信越・北陸＞
| | | |
|---|---|---|
| 富山 | BOOKSなかだ　掛尾本店 | 4/30頃まで |

### ＜東海＞
| | | |
|---|---|---|
| 静岡 | MARUZEN&ジュンク堂書店　新静岡店 | 4/29頃まで |
| 静岡 | 谷島屋　浜松本店 | 5/30頃まで |
| 静岡 | 谷島屋　浜松医大店 | 4/30頃まで |
| 愛知 | 三省堂書店　名古屋本店 | 5/30頃まで |

### ＜関西＞
| | | |
|---|---|---|
| 滋賀 | 喜久屋書店　草津店 | 5/20頃まで |
| 京都 | 丸善　京都本店 | 5/31頃まで |
| 大阪 | 紀伊國屋書店　近畿大学医学部ブックセンター | 5/31頃まで |
| 大阪 | ジュンク堂書店　近鉄あべのハルカス店 | 4/30頃まで |
| 大阪 | 神陵文庫　大阪支店 | 5/31頃まで |
| 大阪 | 神陵文庫　大阪医科大学店 | 5/31頃まで |
| 大阪 | 神陵文庫　大阪大学医学部病院店 | 5/31頃まで |
| 兵庫 | 喜久屋書店　北神戸店 | 3/30頃まで |
| 兵庫 | ジュンク堂書店　姫路店 | 3/31頃まで |
| 和歌山 | TSUTAYA WAY　ガーデンパーク和歌山店 | 4/30頃まで |

### ＜中国＞
| | | |
|---|---|---|
| 岡山 | 喜久屋書店　倉敷店 | 6/30頃まで |
| 広島 | ジュンク堂書店　広島駅前店 | 5/31頃まで |
| 広島 | 丸善　広島店 | 3/15頃まで |

### ＜四国＞
| | | |
|---|---|---|
| 愛媛 | ジュンク堂書店　松山店 | 5/31頃まで |
| 愛媛 | 新丸三書店　本店 | 4/30頃まで |
| 愛媛 | 新丸三書店　医学部店 | 4/30頃まで |
| 高知 | 金高堂　高知大学医学部店 | 5/15頃まで |

### ＜九州・沖縄＞
| | | |
|---|---|---|
| 福岡 | 紀伊國屋書店　福岡本店 | 4/15頃まで |
| 福岡 | 九州神陵文庫　本社 | 5/20頃まで |
| 福岡 | 丸善　博多店 | 5/5頃まで |
| 佐賀 | 紀伊國屋書店　佐賀大学医学部ブックセンター | 6/25頃まで |
| 鹿児島 | 紀伊國屋書店　鹿児島店 | 5/31頃まで |
| 鹿児島 | ジュンク堂書店　鹿児島店 | 5/16頃まで |
| 鹿児島 | ブックスミスミ　オプシア店 | 5/31頃まで |
| 沖縄 | ジュンク堂書店　那覇店 | 5/16頃まで |

※お問い合わせは各書店までお願い申し上げます．　※書店名は地域・五十音順で表示しております． （2021年2月15日現在）

レジデントノートホームページでは，研修医・指導医の方にオススメの書籍をご紹介しております．
また，日々の診療に役立つコンテンツも多数掲載しております．ぜひご活用ください！

www.yodosha.co.jp/rnote/

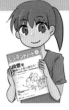

プライマリケアと救急を中心とした総合誌

# レジデントノート Back Number

定価2,200円（本体2,000円＋税10％）

## お買い忘れの号はありませんか？
# すべての号がお役に立ちます！

---

**2021年3月号（Vol.22 No.18）**

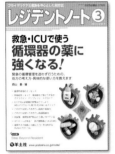

### 救急・ICUで使う
### 循環器の薬に
### 強くなる！

緊急の循環管理を迷わず行うための、
処方の考え方・具体的な使い方を
教えます

編集／西山　慶

---

**2021年2月号（Vol.22 No.16）**

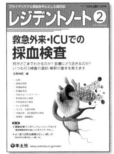

### 救急外来・ICUでの
### 採血検査

何がどこまでわかるのか？
診療にどう活きるのか？
いつも行う検査の選択・解釈の
基本を教えます

編集／志馬伸朗

---

**2021年1月号（Vol.22 No.15）**

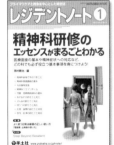

### 精神科研修の
### エッセンスが
### まるごとわかる

医療面接の基本や精神症状への
対応など、どの科でも必ず役立つ
基本事項を身につけよう！

編集／西村勝治

---

**2020年12月号（Vol.22 No.13）**

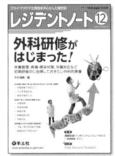

### 外科研修が
### はじまった！

栄養管理、疼痛・感染対策、
外傷対応など初期研修中に
会得しておきたい外科的素養

編集／今村清隆

---

**2020年11月号（Vol.22 No.12）**

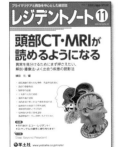

### 頭部CT・MRIが
### 読めるようになる

異常を見分けるために
まず押さえたい、解剖・撮像法・
よく出会う疾患の読影法

編集／横田　元

---

**2020年10月号（Vol.22 No.10）**

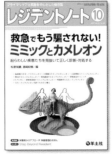

### 救急で
### もう騙されない！
### ミミックとカメレオン

紛らわしい疾患たちを見抜いて
正しく診断・対処する

編集／松原知康，宮崎紀樹

---

## 2020年9月号 (Vol.22 No.9)

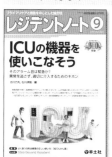

### ICUの機器を
### 使いこなそう

そのアラーム音は緊急か？
異常を逃さず、
適切に介入するためのキホン

編集／古川力丸，石川淳哉

## 2020年8月号 (Vol.22 No.7)

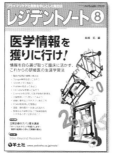

### 医学情報を
### 獲りに行け！

情報を自ら選び取って臨床に活かす、
これからの研修医の生涯学習法

編集／舩越　拓

## 2020年7月号 (Vol.22 No.6)

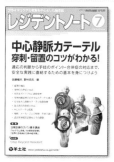

### 中心静脈カテーテル
### 穿刺・留置の
### コツがわかる！

適応の判断から
手技のポイント・合併症の対応まで、
安全な実践に直結するための
基本を身につけよう

編集／野村岳志，佐藤暢夫

## 2020年6月号 (Vol.22 No.4)

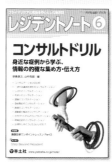

### コンサルトドリル

身近な症例から学ぶ、
情報の的確な集め方・伝え方

編集／宗像源之，山中克郎

## 2020年5月号 (Vol.22 No.3)

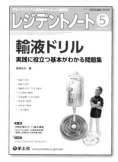

### 輸液ドリル

実践に役立つ基本がわかる問題集

編集／西﨑祐史

## 2020年4月号 (Vol.22 No.1)

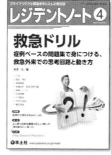

### 救急ドリル

症例ベースの問題集で身につける、
救急外来での思考回路と動き方

編集／坂本　壮

以前の号はレジデントノートHPにてご覧ください ▶ www.yodosha.co.jp/rnote/

## バックナンバーのご購入は，今すぐ！

● お近くの書店で：レジデントノート取扱書店
　（小社ホームページをご覧ください）

● ホームページから
　www.yodosha.co.jp/

● 小社へ直接お申し込み
　TEL　03-5282-1211 (営業)
　FAX　03-5282-1212

※ 年間定期購読もおすすめです！

## レジデントノート　電子版バックナンバー

現在市販されていない号を含む，
レジデントノート月刊 既刊誌の
創刊号〜2018年度発行号までを，
電子版 (PDF) にて取り揃えております.

・購入後すぐに閲覧可能　・Windows/Macintosh/iOS/Android 対応

詳細はレジデントノートHPにてご覧ください

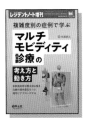
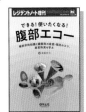
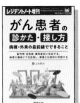
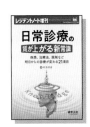
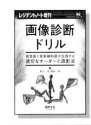
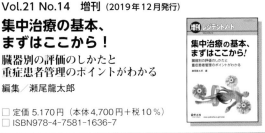
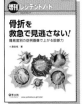
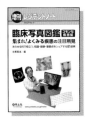
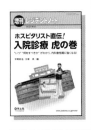

# レジデントノート 次号 5 月号 予告

（Vol.23 No.3）2021 年 5 月 1 日発行

## 特　集

# 誰も教えてくれなかった、本当に役立つ入院時指示の出し方 (仮題)

編集／**松原知康**（広島大学 脳神経内科），**宮崎紀樹**（医療法人社団晃山会 松江病院）

「入院時指示」は入院患者を担当したら必ず記載するものですが，指示の出し方を教わる機会は少ないと伺います．過去の指示を流用したために不適切な処置が行われたり，逆に個別の指示が多すぎて混乱を生じたり…といった経験のある方もいらっしゃるのではないでしょうか？
5月号では，入院時指示の候補となる薬剤や処置の特徴および使い所・使うべきでない状況をまとめるとともに，Dr. Call を受けたときの考え方・動き方を解説します．

## 連　載

※タイトルはすべて仮題です．内容，執筆者は変更になることがございます．

# レジデントノート購入のご案内

## これからも臨床現場での「困った!」「知りたい!」に答えていきます!

### 年間定期購読 (送料無料)

● 通常号〔月刊2,200円 (10％税込)×12冊〕
　…定価 26,400円 (本体24,000円+税10％)

● 通常号+増刊号
　〔月刊12冊+増刊5,170円 (10％税込)×6冊〕
　…定価 57,420円 (本体52,200円+税10％)

● 通常号+ WEB版 ※1
　…定価 30,360円 (本体27,600円+税10％)

● 通常号+ WEB版 ※1 +増刊号
　…定価 61,380円 (本体55,800円+税10％)

※1 WEB版は通常号のみのサービスとなります
※2 海外からのご購読は送料実費となります

便利でお得な
年間定期購読を
ぜひご利用ください!

✓送料無料※2
✓最新号がすぐ届く!
✓お好きな号から
　はじめられる!
✓WEB版で
　より手軽に!

下記でご購入いただけます
● お近くの書店で
　レジデントノート取扱書店 (小社ホームページをご覧ください)
● ホームページから または 小社へ直接お申し込み
　www.yodosha.co.jp/
　TEL 03-5282-1211 (営業) FAX 03-5282-1212

## ◆ 編集部より ◆

　4月号の入稿前で慌ただしくしているこの時期は早咲の桜, 河津桜のニュースをよく目にします. 桜は春の到来と新しい一年の始まりを実感させてくれて, 毎年気が引き締まる思いになります.

　さて, レジデントノート新年度号の特集は「心電図のキホン 救急で使いこなそう!」です. 特に救急診療の場面では, 心電図を「読む」ことだけでなく必要な情報に焦点を絞って判読し, 適切に対応できることが必要になります. ぜひ本特集をご活用いただき「心電図は怖くない!」と思っていただければ幸いです.

　本年度も, 皆さまの研修のお役に立つ雑誌企画・書籍の出版に努めてまいりますので, どうぞご期待ください.

(久本)

# レジデントノート

Vol. 23　No. 1　2021〔通巻311号〕
2021年4月1日発行　第23巻　第1号
ISBN978-4-7581-1659-6

定価2,200円 (本体2,000円+税10％)〔送料実費別途〕

年間購読料
　定価26,400円 (本体24,000円+税10％)
　　〔通常号12冊, 送料弊社負担〕
　定価57,420円 (本体52,200円+税10％)
　　〔通常号12冊, 増刊6冊, 送料弊社負担〕
　　※海外からのご購読は送料実費となります
　　※価格は改定される場合があります

© YODOSHA CO., LTD. 2021
　Printed in Japan

| | |
|---|---|
| 発行人 | 一戸裕子 |
| 編集人 | 久本容子 |
| 副編集人 | 保坂早苗, 遠藤圭介 |
| 編集スタッフ | 田中桃子, 清水智子, 伊藤駿 |
| 広告営業・販売 | 松本崇敬, 中村恭平, 加藤愛 |
| 発行所 | 株式会社 羊 土 社 |
| | 〒101-0052　東京都千代田区神田小川町2-5-1<br>TEL 03(5282)1211／FAX 03(5282)1212<br>E-mail eigyo@yodosha.co.jp<br>URL www.yodosha.co.jp/ |
| 印刷所 | 三報社印刷株式会社 |
| 広告申込 | 羊土社営業部までお問い合わせ下さい. |

# トップ指導医たちが吟味を重ねた1,200を超える良問が
# 内科系専門医試験合格をサポート!

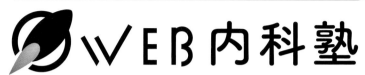
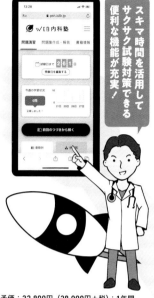
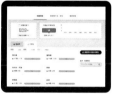

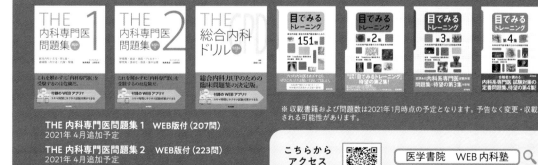
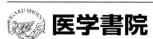 **医学書院**
〒113-8719　東京都文京区本郷1-28-23　[WEBサイト]https://www.igaku-shoin.co.jp
[販売・PR部]TEL:03-3817-5650　FAX:03-3815-7804　E-mail:sd@igaku-shoin.co.jp

# 内分泌画像検査・診断マニュアル（改訂第2版）

平田結喜緒　監修
成瀬　光栄，桑鶴　良平，田辺　晶代，山田　正三　編集

内分泌のエキスパートによる執筆で好評の「内分泌シリーズ」の一冊．診断に用いる各種画像検査に関する基礎的知識，主要な疾患の診断に必要な画像検査の実施要領と結果の解釈を簡潔にまとめた．改訂第2版では，前版の内容のアップデートに加えて，新たな画像検査法（7T-MRI，11C-metomidate-PET，CDP2230，Ga-68 DOTATATE PET/CT，エクセンディンシンチ）についても解説した．

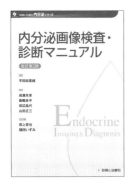

## ── 主要目次 ──

Ⅰ　総論編
Ⅱ　各論編
　第1章　画像検査の基本　　　　第5章　副腎および関連疾患
　第2章　視床下部・下垂体疾患　第6章　性腺疾患
　第3章　甲状腺疾患　　　　　　第7章　消化器疾患（膵神経内分泌腫瘍）
　第4章　副甲状腺および関連疾患　第8章　新しい画像検査

B5判　264頁　定価（本体7,600円＋税）ISBN978-4-7878-2449-3

---

# 甲状腺疾患診療マニュアル（改訂第3版）

西川　光重　編集顧問
田上　哲也，伊藤　公一，成瀬　光栄　編集

疾患についての基本から最新情報まで，わが国を代表する甲状腺のエキスパートが執筆した．内科的診かた，外科的診かたに分けて解説した「総論編」と基礎・臨床・専門知識，Topicsからなる「各論編」の2部構成．改訂第3版では，「バセドウ病治療ガイドライン2019」や「甲状腺クリーゼ診療ガイドライン2017」など，ガイドラインの改訂や新規治療薬などによる情報のアップデートを行い，"甲状腺専門医だけでなく関連分野のすべての医師が活用できる"を目指した．

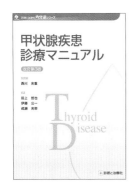

## ── 主要目次 ──

Ⅰ　総論編
Ⅱ　各論編
　第1章　基礎知識
　第2章　臨床知識
　第3章　専門知識
　第4章　Topics

B5判　260頁　定価（本体5,200円＋税）ISBN978-4-7878-2450-9

---

〒100-0014　東京都千代田区永田町2-14-2山王グランドビル4F
電話 03（3580）2770　FAX 03（3580）2776
http://www.shindan.co.jp/
E-mail:eigyobu@shindan.co.jp

since1914　診断と治療社

（20.11）

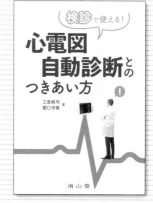

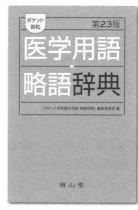
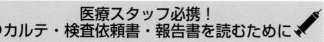

各研究分野を完全網羅した最新レビュー集

# 実験医学増刊号

年8冊発行 ［B5判］
定価 5,940 円
（本体 5,400 円＋税 10%）

Vol.39 No.2（2021年1月発行）

## パンデミック時代の感染症研究

病原体の病原性、多様性、生活環から
新型コロナウイルスを取り巻く社会の動きまで

編集／嘉糠洋陸

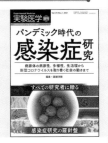

最新刊!!

発行 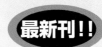 羊土社 YODOSHA
〒101-0052　東京都千代田区神田小川町2-5-1　TEL 03(5282)1211　FAX 03(5282)1212
E-mail : eigyo@yodosha.co.jp
URL : www.yodosha.co.jp/

ご注文は最寄りの書店、または小社営業部まで

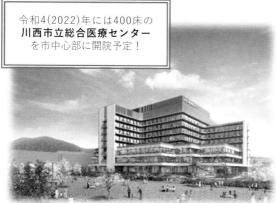
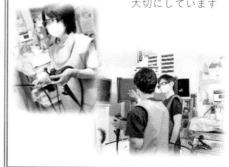
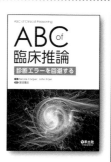

# レジデントノート　4月号

## 掲載広告　INDEX